デスカフェ・ガイド

～「場」と「人」と「可能性」～

執筆代表・企画 吉川直人／執筆・編集 萩原真由美

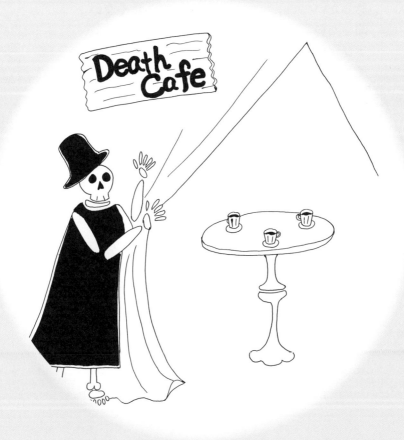

クオリティケア

あなたは、死について
どのような考えをお持ちでしょうか？

図1

話したい
聞きたい
学びたい
考えたい
伝えたい
知りたい

図2

話したくない
聞きたくない
見ないようにしている
考えたくもない
伝えたくない
知りたくない

　図1のいずれかにあてはまるようでしたら、デスカフェは、あなたにとって「役に立つツール」となるでしょう。

　また、図2の方も、今はまだ死はあまり関係のない出来ごとと思われているかもしれませんが、いずれ身近な課題になるかもしれません。その時のために、デスカフェという試みが行われていることを知っておいていただければ幸いです。

はじめに

　わたしたちは生きています。つまり私たちはいずれ必ず死ぬということとです。それは、明日かもしれないし、50年後かもしれません。近しい人と同じ死に方かもしれない、想像していなかった死に方かもしれない。死に関する話題を縁起でもない話として、避けている人も多いかもしれません。でも、だれにとっても当事者となる「死」について「対話」することは、私たちがいずれ必ず死ぬ存在だということを思い起こし、「生」について、生きていることについて、より深く考えるきっかけになるはずです。

　永遠の命があれば、不老不死ならば、死について考える必要はないかもしれません。

　「死」について、「生」について、思いや考え、体験、物語は簡単に語れるものではありません。また、自分の中で確固たる言葉がある人は少ないかもしれません。でも、話したい、聞きたい、語り合いたい。そんなニーズに応える場として「デスカフェ」の試みが世界中で進んでいます。

　死に向き合い、死を考え、死を語り、死を聞く。コーヒーにスイーツを添えて死について対話してみませんか。

吉川直人

※本書は、京都女子大学出版経費一部助成を受けている。

目　次

編著&共同執筆者

執筆代表・企画

吉川　直人（京都女子大学　家政学部生活福祉学科　助教）

執筆&編集

萩原真由美（桜美林大学老年学総合研究所連携研究員・社会保険出版社顧問）

共同執筆

小口　千英（デスカフェ Café Mortel 主催・看護師）

小平知賀子（マザーリーフ・デスカフェ主催・（有）ライフネット東京代表取締役）

高橋　進一（デスカフェ sanshien de café 運営・社会福祉法人中央福祉会　法人本部看護師長 兼 特別養護老人ホーム三思園看護主任）

田中　　肇（対話カフェ Tokyo〜Yokohama 主催・図書館司書）

霍野　廣由（ワカゾー Death カフェ運営・浄土真宗本願寺派覚円寺副住職）

中藤　　崇（デス・カフェ@東京主催・精神保健福祉士）

藤井　一葉（ワカゾー Death カフェ運営・浄土真宗本願寺派願壽寺僧侶）

イラスト

yoshino

田中　紀（P85）

第 1 章

デスカフェとは
どんなところか

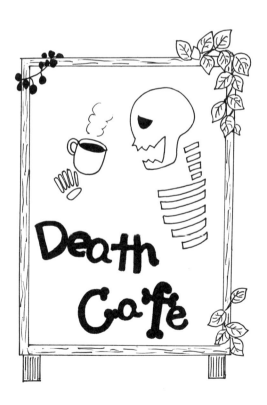

1 ● デスカフェとはどんなところか

**死をテーマに気楽にカジュアルに話し合い、
死から目をそらさない場所**

　デスカフェとは、「死」をタブー視せずに受け入れ、語り合う場です。宗教、国籍、年齢、性別等に関係なく、お茶やコーヒーを飲みながら語り合うことで終末期、看取り、近親者の死という経験を抱えた者、当事者、死について学びたい者などが分け隔てなく繋がる場です。

　死は、話すことが難しい話題です。しかし、すべての人がいずれ当事者となることであり、避けては通れない課題です。死について話したい、知りたい、でも何かの会に所属するのはちょっと……、という人もいます。学ぶために講義を受けてというのにもハードルがあります。

　死をテーマとして、もっと気軽に、カジュアルに話し合い、繋がる場がデスカフェなのです。日本各地で多様な形式のデスカフェの試みが進んでいます。

2 ● デスカフェの始まりと広まり

**始まりはスイス、イギリスで Web サイトが作られて
世界に広まった**

　デスカフェのルーツは、スイスの社会学者バーナード・クレッタズ（Bernard Crettaz）が妻の死をきっかけに，死について語り合う café mortel を 1999 年に始めたことに遡ります。世界的に広がりを見せる動きにしたのは、イギリスの社会起業家ジョン・アンダーウッド（Jon Underwood）です。2011 年にロンドンでデスカフェを開催し、deathcafe.com を立ち上げてデスカフェ開催のガイドラインを公開しました。そしてこのサイトに登録すると、世界のどこからでも、いつ、

だれが、どこでデスカフェを行うか、サイト上で告知出来るようにしました。こうして、だれでもデスカフェを行える土壌が整備されました。以後、世界的な広がりを見せたデスカフェは、現在（2021 年 3 月現在 death cafe.com より）で 70 か国以上で開催されています。

　国内のデスカフェは、2010 年頃に上野宗則さんが行ったスローデスカフェが最初です。それ以降、国内でも deathcafe.com のガイドラインを参考にしたデスカフェが 2014 年前後にかけて増え、現在も継続的に開催や SNS 等での発信を行っているところが複数あります。これらのいわゆる国内デスカフェの第 1 世代がメディア等で紹介されるようになると、その記事を参考に、新たに開催を始めた第 2 世代の国内デスカフェが 2016 年頃から登場し、現在に至っています。第 2 世代には、deathcafe.com のガイドラインを特別に参考にせず、独自のデスカフェを開催しているところが多いという特徴がみられます。

　また、デスカフェ実践の参考となる事例紹介や論文等もいくつか公開されています（P136 参照）。

コロナの影響でオンラインによるデスカフェが普及した

　コロナ禍以降、デスカフェは、対面の場からオンラインに場を移して実施されています。コロナによる死は、亡くなった人に会えない、葬送の場も縮小され形態も変わった、また、死に繋がる感染症が長く蔓延しているといったことから、自らの死生観を揺さぶられ、死について語りたい需要が増している状況にあります。しかしながら、対面での開催が困難な状況から、2020 年 2 月以降、対面のデスカフェは中止、休止となり、4 月頃からオンラインに場を移したデスカフェが国内 10 か所以上で開始されました。東洋経済のオンラインマガジンでもこの状況が『「死を語るカフェ」に吸い寄せられる人々の事情　全国に広がる「デスカフェ」のネットワーク』（2020.7.25）として報じられています。

主なオンラインデスカフェ

名称	オンライン形態の開始時期	開催形態
カレンデュラカフェ	2019 年 3 月	Zoom
Death Cafe Daianji	2020 年 4 月	Zoom
デス・カフェ＠東京	2020 年 4 月	Zoom
さかもとさんのデスカフェ	2020 年 4 月	Zoom Google Meet
ライフ＆デスカフェ Berry	2020 年 4 月	Zoom
デスカフェ〜死をめぐる対話〜	2020 年 4 月	Zoom
Virtual Death Cafe Sendai	2020 年 4 月	Zoom
Café Mortel	2020 年 6 月	Zoom
マザーリーフ・デスカフェ	2020 年 7 月	Zoom
デスデザイン・カフェ	2020 年 9 月	Zoom
ワカゾーのデスカフェ	2020 年 9 月	Zoom
北海道デスカフェ	2020 年 11 月	Zoom

（2020 年 11 月現在）

　オンラインでのデスカフェは、具体的にどのように行われるのでしょうか。ほとんどは同時双方向オンライン会議ツールである Zoom を使用して行われています。対面の時と同様に必要な事前ルールの了解を得てから全体で対話し、特に小グループのデスカフェでは、同時双方向で参加者の顔が見えるので対面とそう変わらないカフェトークができ、さらに、ブレークアウトセッション機能を利用してグループ分け対話も出来るので、ワークショップも可能になっています。ただし、カード活用形以外の納棺体験等の実施はオンラインでは困難です。

　また、すべてのデスカフェがオンラインに移行して対面のデスカフェがなくなってしまったかといえば、そうではありません。デスカフェ開催者は、対面のもつ効果や意味を認識しており、オンライン、対面の双方の形態を使い分け、並行して実施しようという方がほとんどです。

国内のデスカフェ年表

	名称	開始年	備考
第0世代	スローデスカフェ	2010年頃 （最初の実践）	国内において、デスカフェの名称を使った実践として最初となる。
第1世代	死生観カフェ、デス・カフェ@東京、デスデザイン・カフェ、ワカゾー Death カフェ、など	2014年〜 （ガイドライン参考）	国内にデスカフェはまだ少なく、独自の工夫をしながらも、どのカフェも deathcafe.com のデスカフェガイドラインを参考にしながらスタート。
第2世代	Café Mortel、カレンデュラカフェ、さかもとさんのデスカフェ、sanshien de café、デスカフェ〜死をめぐる対話〜、マザーリーフ・デスカフェ、など	2016年〜 （多様な形態）	話題提供やワークショップを取り入れるほか、グリーフケア寄りカフェなど、多様な形態のデスカフェが実施されるように。
コロナ以降	※左頁の表にあるように、多くのデスカフェがオンライン化に。	2020年〜 （オンラインデスカフェの勃興）	2020年4月以降、多くのデスカフェが、対面の形態を変更してオンラインデスカフェを開始した。2020年9月には、デスカフェオンラインサミットが、国内のデスカフェ14団体の参加により実施された。

3●デスカフェの場所

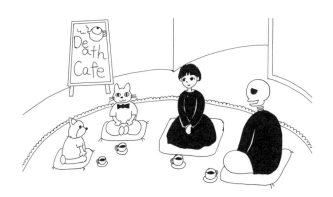

「ここでなければいけない」という場所はありません

　デスカフェは、死について話したい人がいて、話す場があれば成立し

ます。公民館、貸会議室、喫茶店、福祉施設、教育機関、お寺、オンラインなど様々な場所で行われています。人数の想定や内容により様々です。

　場所を選ぶ時には、テーマによって、人数によって、話しやすい空間を選ぶことが必要です。話される内容もグリーフケア、死の探求、ワークショップによるそれぞれの思いや考えの出し合いなど様々です。

　話の進め方にルールはありません。死について深く探求する。じっくりと対話を深める。形式も、ワークや講演を聞いて、死についてカフェトークするなど、主催者や進行役により変わり、またその時々で雰囲気も違います。講演やワークショップがあるデスカフェもありますが、一方的に受講する場ではありません。

　デスカフェは、結論を出したり、だれかに考えを押し付けたり、また押し付けられたりする場ではありません。自分の思い、他者の思いを語り合い、傾聴し合うことで「死」を身近なものとして受け入れていく場です。

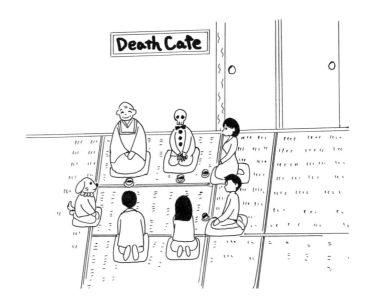

4 ● デスカフェの人

開催者も参加者も多種多様、それがデスカフェの特徴

　デスカフェを開催する人は、個人、社会福祉法人、寺院、NPO法人、葬儀社など様々です。個人でも、看護師、社会福祉士、介護福祉士、僧侶、カウンセラー、教員、図書館司書など、バックボーンは多彩ですが死や終末期ケアに関わる業種の人が多いようです。

　また、参加する人は、死についてカジュアルに話したい人であれば、どのような人でも参加できます。参加者の人数は、デスカフェによって異なります。数人から30人以上まで人数も様々。定員制や事前申し込み制を行っているところがほとんどです。

　さらに終末期ケアや看取りのための死生観を養う方法として、看護師養成課程の中でデスカフェを取り入れている教育機関もあります。

5 ● デスカフェで語られる内容

一人称の死、二人称の死、三人称の死。
グループごとに個性豊か

　デスカフェで語られる死には、一人称の死「わたしの死」、二人称の死「近しい者の死」、三人称の死「だれかの死」があります。一人称の死としては、どう死にたいか、死に直面した時の自分、死に対する思い等。二人称の死としては、身近な人の死、愛する者の死、グリーフケア等。三人称の死としては、ニュースや本などで触れた第三者の死について思うことや、臓器移植、脳死、死を迎える場所の選択肢についてなどが話題にのぼります。一人称の死は探求形式のトーク、二人称の死はグリーフケア、ピアカウンセリング形式のトーク、三人称の死はワークショップ形式でトークが進む傾向にあります。

6 ● デスカフェのタイプ

日本のデスカフェは、主に 3 つのタイプに分けられる

　日本で実践されているデスカフェには主に 3 つのタイプがあります。

　1 つ目が、対話のみ（テーマあり/なし）

　2 つ目が、対話＋話題提供

　　　　　　　　　　（ゲストトークや本の紹介、映画鑑賞など）

　3 つ目が、ワークショップ＋対話

　もともと欧米で始まり広がってきたデスカフェは、1 つ目の対話のみのタイプでした。テーマを決めず参加者が互いを尊重しながら、対話を重視したカフェを行うことが推奨されてきました。一方、日本ではこのタイプのカフェは少数派かもしれません。対話のみのタイプは話がどこへ進むのか、だれが何を話すのかが分かりにくく、カフェの進行役にとっては少し難しい一面があるからです。そのため、テーマ設定をし、2 つ目の対話＋話題提供で行なっているところも少なくありません。老年学・死生学の研究者、医療者、僧侶等から話題提供をいただき話を始める、本の紹介や映画鑑賞と対話を一緒に行うといった形で実践されています。

　また、カジュアルさや開催のしやすさから、3 つ目のワークショップのタイプを取るデスカフェもあります。ワークショップのタイプは

　1）テーマを設定している

　2）運営の流れや進行のルールがある程度決まっている

　3）そのルールに従って進行役の主催者がカフェを運営していく

ことが特徴です。テーマが決まっていることで、進行役は安心してカフェを進めることが出来ます。またワークの中に対話もあるので、参加者が思いを語る機会も提供されています。

　ワークショップのツールとして、「もしバナカード」がよく使われます。「もしバナカード」はもともと、終末期にどのような治療やケアを受けながら日々を過ごしたいか。それを自分のこととして考えるきっかけを提供する目的で作られました。デスカフェで用いるには適しているツールとして受け入れられています。他にも、ワールドカフェ（P40参照）などが行われていることもあります。いずれも進行の助けになっています。

　デスバーといった形でお酒を飲みながら死について語り合うものなど、やり方を工夫したカフェもあります。ただこのタイプはデスカフェと称せず、他のトークイベントの名前で行われていることがほとんどです。

　日本のデスカフェは、こうした様々なタイプで、多彩な形で実践されているという特徴を持ち始めています。日本のデスカフェは、ローカライズされ、独自の発展を遂げている段階と言えるかもしれません。

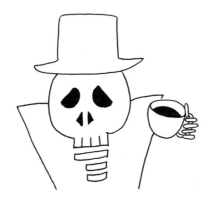

Column 1 人生会議とデスカフェ

　わたしたちは、どのような時に死について向き合うのでしょうか。東日本大震災や相模原障害者殺傷事件、京都アニメーション事件、コロナショック、著名人の死といった大きな事件が起きると、普段感じていない死を身近に感じる機会となります。生と死、大切にしているもの、大切な人、自分の生き方、死に方について思い起こす機会です。しかし、自分の死生観を培っていないと、どう対処するかは結論が出ません。一人で考え、向き合い、自分の死生観を確固たるものにすることもあるでしょう。しかし、それはなかなかハードルが高い行為です。自分だけ考えていては気持ちが堂々巡りになることも、人と話せば気持ちが整理出来ることがあります。デスカフェは、死に対する自分の気持ちや考えを整理しながら見つめてみる機会のひとつです。自分の中に死生観を培う機能を内包しています。

＊　＊　＊

　2019年の末になって、人生会議が話題になりました。ある芸人さんが登場したポスターの写真とキャッチコピーが良くも悪くも度々取り上げられ、「人生会議」という言葉を初めて聞いたという方も少なくないはずです。

　人生会議という言葉の登場までには、医療の現場での意思確認という課題があり、超高齢化社会に向けて ACP（アドバンス・ケア・プランニング）や地域包括ケアの重要性が高まりました。人生会議は、その啓蒙（啓発）を目的として生み出された言葉です

　ところが、人生会議が求める内容はデスカフェで取り上げる内容と重なっていることがしばしばあります。あなたの終末に向けて周囲の人たちとしっかりと話し合っておきましょう。そしてそれを形として残すようにしてくださいと言われても、多くの方がそれをどうやってやったらよいかと迷ってしまいます。そんな時に、デスカフェの経験や取り組み

がそうした話し合いのきっかけとなり、話し合いを進めるのに役立つのではないかと思える場面があるのです。

　とはいえ、人生会議にはいくつかの段階があります。緩和ケア医の大津秀一さんはそれを以下のように３つに分けています（※ JP Press「自分の人生の閉じ方、何をどう決めておけばよいのか」（2020.4.5））

　①健康な人が行う
　②病気の人が行う
　③終末期について行う

　デスカフェとの相性は①がいいようです。②は患者と医療従事者との会話や患者会などのピアサポートの場で。③はやはり身近な人たちが顔を突き合わせて。時に感情がぶつかり合うこともあります。①であればデスカフェのやり方を使いながら、死に向き合うにはどうしたらよいのか。それをだれとどのように話し合っていけばよいのかを確認する手段として、活用出来そうです。もちろんその時には、「デスカフェ」という名前を用いる必要性はありません。

　だれだっていきなり、終末や死について話をすることなど出来ません。それが家族相手ではなおのことです。自分や家族が死についてどう考えているのか、どう終末を迎えたいのか。それまでにどう生きていきたいか（生きていて欲しいか）。そうしたことを考える訓練の場として、デスカフェは役立ちそうです。デスカフェや死生観を語る場に参加して、自分の思いや考えに向き合い、他の人が何を思い、どう感じ、考えているのかを知る。そこから自分の思いや考えを深め、自分の、そして身近な人の死や終末を考えていくきっかけとする。デスカフェにはそんな機能が期待出来ると思います。

　もちろんそうしたことを考え、思う場はデスカフェに限る必要性はありません。本もあるし。映画やアートなども役立ちそうです。お坊さんや宗教者と話をすることもあると思います。研究者や尊敬し信頼する人、

また友人や家族など周囲の人たちと普段から話せる環境があるのなら、そうしたもので十分役立ちます。ただその上で、まったく知らない人たちの考えも聞いてみたい。なかなか周囲の人たちとそうした話をする機会を持てないという方には、デスカフェが役立つはずです。

超高齢社会は同時に多死社会です。これまで身近な人の死を経験してこなかった方の多くがこれから、その死に直面する社会です。でもその前に、死について考え、感じ、思う機会を持ち、自分の中にある程度の心構えを作る。それをもって自分や周囲の人の人生会議に臨み、終末から死を迎えることが出来れば、そのショックや衝撃を少しは和らげることが出来るかもしれません。

カフェ形式の対話だから……

デスカフェの特徴としてあげられるものは、認知症カフェ、哲学カフェに共通しているところがあります。それは、カフェという対話の形式です。

死を語ることは、価値観や個人的な体験、自らの根幹にかかわることを他人の前で話すことにつながります。デスカフェは弱いつながりの場です。デスカフェで交わされた会話はその場から持ち出さないルールがあります。

出入り自由な空間で、自分の発言を否定されない、強制されないからこそ話しにくい話が出来る場なのです。

第 2 章
デスカフェ開催に
あたって

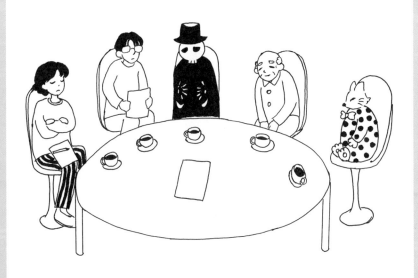

1 ● なぜデスカフェが求められているのか

多死社会が生む課題をみんなで考えてみる「場」として必要とされている

　人口減少社会に突入した現在、すでに始まっている多死社会に対して、国レベル，自治体レベル，市民レベルで身近に多く起こるであろう死に備える必要があります。しかし、社会の構造も市民の意識も、多死社会への対応に備え切れてはいないというのが現状ではないでしょうか。

　まだ、死を考えたり備えたりするなんて、実感がないとか、そんな先のことを考えられない、と言う人もいます。しかし、現在がどんな状況かにかかわらず、「もしものための話し合い」は、だれもが持っておくべき視点です。人生の最終段階における医療・ケアについて、本人はもちろん、家族や親しい人も含めて、医療・ケアチームと繰り返し話し合う取り組みを、厚生労働省は前述したように「人生会議」の愛称で普及・啓発を行い、国の取り組みとして推進しています。

　在宅で死を迎える割合と医療機関で死を迎える割合は、1976年度を境に逆転し、施設での死亡が増えているとはいえ、まだ医療機関で死を迎える割合が7割を超えています（2019年3月公開　人口動態調査）。死が身近であった時代から、死が医療機関内に隔離されて遠い存在となった期間を経て、今再び、死を身近に捉えようという市民レベルの潮流が生まれてきています。死の準備教育、終活、エンディングノート等、死を受け入れやすくする試みも数多く行われています。増加する「死」への物理的、心理的な対応が社会全体の課題となっているのです。具体的には、死を迎える際の心構え、死を迎える場所、送られ方、遺された者のケアといった、死に関する課題がまだまだ表面化してくると予想されます。

　また、直葬等も増え、葬儀の形も変わってきました。ましてコロナ禍

の環境の中では、看取りも葬儀も今まで通りにはいかないというつらい事情もあります。死を取り巻く状況の変化に伴い、死に対する価値観や死生観も変わっていくのでしょう。今までの悼み方、受容の仕方（悲しむ、葬送の儀式を行う、受け入れる）のようなゆっくりと段階を踏む死の受け入れ方が、現実的に難しくなっています。

　このように多くの死、急激な死に向き合わざるを得ないリスクに囲まれたわたしたちにとって、もやもやと、消化しきれない、よくわからない死への思いを語ることができる「デスカフェ」は、貴重な機会として参加者に受け入れられています。死は話しにくい話題です。話しにくい話題である死について、カジュアルに語り合う場としての「デスカフェ」ですが、まだ知名度、開催数ともに大きなムーブメントになっているとはいえません。しかし、様々なメディアで取り上げられ、開催者、開催数、参加者ともに増えてきています。今後、さらに深まる多死社会の中で死を語りあう需要は増えていきます。死を語る場を求める人、死を語る場を開く必要を感じている人に対して、参考となる国内の実践が積みあがっています。

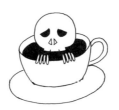

2● ガイドラインとファシリテーターの役割

ガイドラインの基本は守りながらも、縛られないところがほとんど

　イギリスの社会起業家ジョン・アンダーウッドが、Web サイトdeathcafe.com で開催のためのガイドラインを公開しました。ここで、

デスカフェ開催にあたって以下の 3 つの条件を重要なポイントとして
規定しています。

1. 一人ひとりが自由に自分の考えを表現出来るようにすること
2. 特定の結論を出そうとしないこと
3. カウンセリングやお悩み相談になりすぎないようにすること

　deathcafe.com には、どの国からも、どの地域からも開催登録を行
うことができ、広報上のメリットがありますが、ガイドラインに縛られ
るというデメリットもあります。日本の場合、継続して開催しているデ
スカフェで deathcafe.com に登録しているカフェは少なく、上記の 3
つのポイントは大切にしながらも、ガイドラインを厳密に適用して行っ
ているところはごく少数です。

　現在は、人生会議、多死社会などの言葉がメディアに踊る中、死を語
る場の必要性を感じる人も増えてきました。SNS 等からデスカフェの
存在を知り、既存のデスカフェに自ら実践する際の参考にするために参
加するケースもあります。しかし、開催に結びつかない場合もあります。
カジュアルに語り合う場であり、ハードルの高い「会」ではなく、より
気楽な「カフェ」だとしても、死を語る場を運営することに二の足を踏
む場合もあります。

　また、デスカフェガイドライン上では、非営利がうたわれています。
実際に、無料から数千円と参加費にも開きがありますが、会場費やコー
ヒーとスイーツ代の経費だけで、営利で行われているデスカフェはあり
ません。

ファシリテーターは冷静に、かつ熱意を持ってカフェを進行
　ごくまれに、参加者がガイドライン（ルール）に意図的に違反して、

開催者やファシリテーターの注意に従わない場合は退席してもらうこともあります。デスカフェには、開催者とファシリテーターが必要ですが、国内のデスカフェは両方とも同じ人が行っていることが多いようです。個人が開催するデスカフェがほとんどであるためですが、社会福祉法人や医療法人、社会福祉協議会が母体の時は、多くの場合、開催者とファシリテーターが異なります。

　開催者に求められることは、何でしょうか。カフェのコーディネート、会場と飲食の用意、広報活動とカフェの安全な運営です。ファシリテーターの役割は、デスカフェのセッションを始め、閉じることです。デスカフェの1回の時間は90分〜180分程度です。参加者の発言の機会の確保、対話の交通整理等を行います。

　デスカフェのファシリテーターは、正式な資格があるわけではありません。死について語った人の発言にも、他者の発言にも、どんな対話にも、対話がもたらす効果と共感にも、ひとつひとつに熱意を持って接し、場の進行に務める能力が求められ、実際にどこのデスカフェにも寛容で素敵なファシリテーターがいます。

3 ● デスカフェの名称について

デスのイメージを和らげる工夫が目立つ

　認知症カフェは，認知症の言葉の持つイメージを和らげ、多くの人が集える場を目指す理由等から，オレンジカフェ等の名称を使っています。デスカフェの名称にも死の言葉の持つマイナスのイメージがあると感じる人もいます。マイナスのイメージを和らげるため，様々な名称の工夫が行われています。

例として、

　　さかもとさんのデスカフェ

　　死を語り巡るカフェ

　　カレンデュラカフェ

　　Café Mortel

などがあげられます。

4 ● 開催の目的は？

**心がらくになり、ゆるやかなつながりや親和性を感じる「場」
の提供**

　デスカフェは、死の対話を行う場所です。死の対話を行う場所を作る
ため、開催者は様々な思いや目的を持ってデスカフェを行っています。
共通している目的として挙げられるのが、

　　1) 死を語るハードルを下げる

　　2) 死についてカジュアルに語る

　　3) ゆるやかなコミュニティ作りを目指す

ことです。

　デスカフェの参加者には、大きく分けて 2 つの立場があります。1
つは、家族や友人等の死別経験がない人。死に対する学びを得たい、将
来的な不安がある、死について聞きたい、知りたい、話したい人です。
もう 1 つは、家族や友人等との死別経験がある人です。対話や参加の
大きなきっかけとして、死別経験が影響しているかどうかが大きな違い
です。いずれにしても、開催者は参加者それぞれの抱えている死に関す
る思いや物語を話しやすくすることが大切で、以下のような「死」とい
うテーマが持つ特性を深く理解しておくことが求められます。

死に関するバリア

　「死」という話しにくいテーマに関しては、どのデスカフェでも参加者のバリアを越える様々な工夫がされています。まず、安心して話せるためには、話しやすい空間、場作りが必要です。対話がしやすく、発言しやすいためには、話した内容の否定や一方的なアドバイスの押し付けがなく、黙って受け止めてもらえることで、だれもが話しやすくなります。そしてこの空気が次の発言を促し対話の促進につながります。

　導入時のルール説明、対話の交通整理、ワーク等を交える、など表面的な話から深い対話に至る過程に、沈黙や感想の間を挟みながら、ファシリテーターがバリアをほどいていきます。

死のイメージギャップ

　現代の日本における死に関わる経験は、世代により異なります。デスカフェの参加者は 10 代から 70 代以上まで開きがあります。世代により異なる死の文化を相互理解することは、デスカフェ参加者同士の心的安堵感やお互いの尊重につながり、死の認識に影響を与えます。

　現代日本における死のイメージで思い浮かぶものは何でしょうか。戦争体験、戦時下体験をした世代はかなり少なくなってきました。医療の進歩や延命治療の発達、スパゲティのように管につながれて死んでいくイメージでしょうか。孤独死というイメージもあります。家族に見守られ、温かい空気の中で息をひきとるイメージを描ける人は少ないかもしれません。これが現実ではありますが、時には世代による死のイメージの違いが浮かび上がるようなトークも、お互いを理解し合い、互いが知らない死に触れ合うデスカフェトークの時間になります。

様々なテーマを内包する死の話題

　ひと言で死といっても、そこにはごく一部を挙げてみただけでも、以

下のような様々なテーマが含まれています。

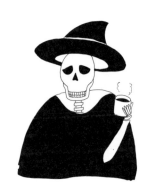

(1) 死に関連する不安
(2) 死に対処する方法
(3) 手段としての死
(4) 死の種類
(5) 死後の世界
(6) 死に直面することで変わるもの
(6) 死による解放 etc.

　まだまだあるでしょう。デスカフェで「死」という 1 つのお題を掲げていても、ときにはこの中から 1 つに絞って深く話し合ってみることも、反対にこれらのテーマで参加者の話を整理しながら、幅広い視点で話題を牽引してみることもできます。

　1 つのテーマでも人によっていろいろな思いや考え方があります。幅広い視点で様々なテーマに触れながら話が進めば、死といっても、人によってこだわっているところが違うことがよくわかります。みんな違って、みんないい。そんな寛容でゆるやかな気持ちをなんとなく育んでくれるデスカフェのよさがここにあります。

死への感情の発露

　死を語ることは、様々な感情を呼び起こします。怒り、悲しみ、喜び、さみしさ等々。時には抑えていたこれらの感情が吹き出し、感情的な場面になる可能性もあります。しかし、その場にいるデスカフェの参加者は、自分の主張でいきなりなだめたり、そう受け取るのは違うと論破したり、論争をするようなことはありません。特定の思想の喧伝や布教の場でもありません。

　参加者それぞれの抱えている物語やメッセージの深さを肯定し、秘められた感情をも受け止めて対話を行う場です。急に感情が呼び覚まされることもあります。それを聞く人がいます。話す相手がいます。デスカフェの最もユニークなところは、そんな本音も口に出せ、死について話すことが歓迎される場なのです。

沈黙の意味

　デスカフェでは、参加者の発言、または会話の流れにより、沈黙が生じることがあります。死について語り合うことは、すんなりと会話セッションが進むわけではありません。対話の場では沈黙も大きな意味を持ちます。ある参加者のメッセージを聞いた後、心に深く受け止め、肯定するのか、飲み込むのか、また違う思いを抱くのか。新たなセッションに向かうため、静かに熟考することがあります。

　ファシリテーターは話し手に感謝し、沈黙の時間を参加者全員が共有する間合いを大切にしながら、他の話し手にコミュニケーションを促します。

全員が話し手で、聞き手

　デスカフェの参加者は、全員が話し手であり、聞き手です。お互いの考えを尊重した上で学びあい、語り合う場です。言い換えれば、一方的に流れてくるものを受け取るユーザーではなく、それぞれが自分を表現出来るメンバーなのです。

　死の臨床研究会などでは、専門家が集まり議論をしますが、デスカフェ参加者のバックボーンは医療職、福祉職、終末期ケア従事者、学生、死別経験者等様々で、どこかの団体や何かの分野を代表して参加しているわけではありません。個人としての参加であり、気づかないうちに個人間がお互いに学びや気づきをやりとり出来る、相互作用のあるグループダイナミクスの場です。

Column2 死はどこからやってくる？
―図を活用してみませんか

　「死」はどの方向からやってくるのでしょうか？　前方から近づいて
くる「死」ならば、わたしたちは身構えて、余裕をもって対応出来るの
かもしれません。

　「死」は前からやってくることを前提にするよりも、後ろからもある
のではないかと考えて「意識としての死の方向」図Aを作成してみま
しょう。図の「意識としての死の方向」を見てみると、前から迫る・近
づく「死」とともに、背後から、頭上から、そして足元からの迫る、両
隣に存在する「死」もあると表現出来ます。

　このように「死」は多様な方向から、思いがけず、突然に現れる、襲
い掛かるものです。そしてその方向性を意識することで「死」に対する

A

意識としての死の方向

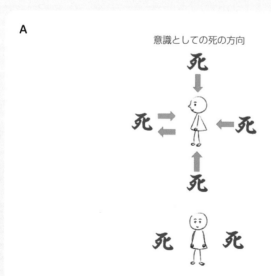

考えが少し変わるかもしれません。

　後ろから、頭上から、足元から出現する「死」はどんなメッセージを抱えているのでしょうか？　図Bは、降り注ぐ、あるいは漂う「死」に包み込まれています。この図は、デスカフェワークショップ参加者の感想を反映して作図したものです。

　新型コロナウイルス感染症の時代に入り、「意識としての死の方向」にも「死は霧のようにある」、「死は隣にいる」などと変化がでてきています。

　「死」は常に身近にある存在、いつ現れても不思議でない世界となってきているのです。こうして「死の方向」を意識することで、日常生活に満ち溢れている「死」をウィズコロナとして共存していく時代に感じとることが出来るのではないでしょうか？　ウィズコロナ、アフターコロナの時代のデスカフェとして、このような図を描いたり、見たりしながら、語り合ってみてはいかがでしょうか？

B

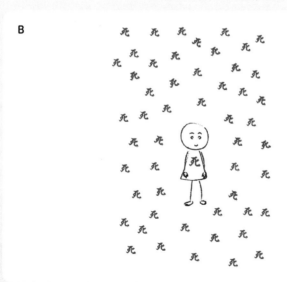

第 3 章

デスカフェで
どんなことを行うのか

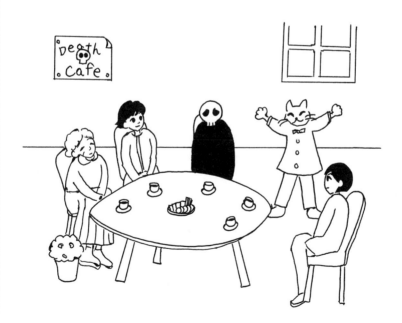

1 ● 死に関するカフェトーク

難解で上から目線のトークはなし

　デスカフェの目的は、①死について、②お茶やケーキを片手に、③カジュアルな雰囲気の中で参加者が対話することです。同様のことは哲学カフェなどの形で以前からもずっと行われ、テーマとして「死」が度々取り上げられてきたと思います。むしろ死は、哲学カフェが取り上げるテーマとしてはとてもポピュラーなものであったはずです。ただその哲学カフェとデスカフェに違いがあるとすれば、それは難しい顔をした人たちが小難しい言葉を用いてやり取りをするのではなく、コーヒーやケーキを片手に、笑顔や時には笑いと共にカフェのような雰囲気の中で死について語り合うことにあると思います。

　また取り上げられる死についての話も実に様々です。自分の死、だれかの死、病気による死、それ以外の死。死は怖いのか、怖くないのか。死んだらどうなるのか。死後の世界はあるのか。死ぬ前に何をし、何を食べたいか。周りの人の死に触れてどう感じ、考えたか。安楽死や自殺など死に方にまつわる話など。様々な話題が登場します。どんな話であっても、一部例外を除きますが、話をしてはダメということがありません。とにかく自由に、安心して、自分の話したい死の話が出来る。デスカフェの一番の特徴は、「死」をテーマにした話であれば、何でも出来ることにあります。

2 ● グリーフケア

結果的に癒されることは多いが、ケアカウンセリングではない

　デスカフェのもうひとつの重要な役割として、グリーフケアがありますが、デスカフェは必ずしも、グリーフケアを意図して行われるもので

はありません。

　デスカフェのグランドルールの 1 つに、デスカフェは死別のピア（当事者）サポートやカウンセリングの場ではないという項目があります。

　これはとても大切にされているデスカフェのルールの 1 つです。ピアサポートとは、死別の当事者同士によるセルフケアグループの活動です。ピアサポートの場では、集った当事者同士が自らの経験や思いを語り合い、それらを聴き合うことで、死別の悲しみや苦しみ、様々な感情をお互いに受け止めながら、話が進みます。例えば遺族同士がお互いの経験を語り合う「分かち合いの場」などがこれに当たります。

　またカウンセリングは、悲嘆やグリーフケアカウンセリングといわれるような、死別のケアを目的としたカウンセリング行為のことを指していますが、デスカフェはこうした、死別だけに注目をした話をする場ではありません。どんな立場の人でも、死別を経験していてもしていなくても、死について語り合える場です。その場がケアやカウンセリングの場になってしまうと、ケアやカウンセリングを求める人、それらを期待する人のためだけの場になってしまいます。それはだれもがカジュアルな雰囲気の中で自由に「死」について語り合うという目的とは違ってしまいます。

　こうした「特定の人のための場」となることを避けるために、前述のグランドルールが用意されているといってよいでしょう。

　ただ、デスカフェにグリーフケアの役割があることもまた事実です。実際デスカフェに参加する方の中には、死別体験を経験した方が少なくありません。死別を経験してデスカフェに興味を持ちました、と自己紹介をされる方もいます。実際に死別体験の話をする方もいます。カフェではもちろんその話を遮ったり、お断わりしたりすることはありません。「死」について自由に対話するというルールを破ってしまうからです。ただ死別だけが話の中心になってしまったり、カウンセリングだけの

場になったりしないよう注意と工夫が必要です。

　それでもカフェが終わった後で、ここに来て自分の体験を話せてよかった、聴いてもらえて安心したという感想があると、デスカフェにも、グリーフケアの場としての役割があるのだと改めて分かります。意図していなくても、結果として、グリーフケアの場として機能する。これは多くのカフェの主催者が体験を通して感じていることだと思います。

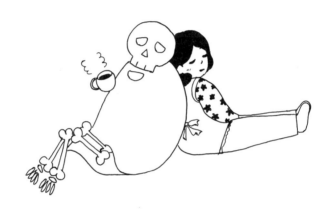

3● 死に関するワークショップ

カードゲームから、納棺体験、弔辞作りまで、様々なことが行われている

　日本では、一部のデスカフェがこのスタイルをとっています。「もしバナカード」や「死生観光トランプ」（後述）を使ってゲームを行う。納棺体験とカフェを組み合わせる。「弔辞や遺言作り」などのワークを通じて「死」について考えるなど、様々な工夫があります。本来、deathcafe.com が想定したデスカフェのスタイルとは異なるものですが、日本でのデスカフェの広がりの過程で、やり方を工夫しながら各主催者が生み出してきたものと言えるでしょう。

　以下にいくつかのワークショップの例をご紹介します。

もしバナカード

　カードゲームによるワークです。1人でも、2人でも、多くの人数でもゲームをすることができます。1セットには36枚のカードが入っています。そのうち35枚には、重病の時や死の間際に「大事なこと」として人がよく口にする言葉が書いてあります。

　例えば、「どのようにケアして欲しいか」、「だれにそばにいて欲しいか」、そして「自分にとって何が大事か」、という内容です。手持ちのカードから優先順位の低い順に1枚ずつ捨てていきます。他の人が捨てた1枚を自分の1枚と交換してもよく、自分の番が来たらまた自分のカードから1枚捨てます。最後まで手元に残ったカードが自分にとって「一番大事なこと」にことになるわけで、その内容に深くうなづける人も、意外な気づきをもらう人もいます。

　米国法人 Coda Alliance が開発した「GO WISH GAME」を一般社団法人 iACP が日本語へ翻訳した上で、日本語版独自のルールを加えたものです。もしもの時に何を大事にするのか、最後まで残るモノ、ヒト、価値観は何かといったワークから、意識していなかった自らの死生観に気付くこともあるでしょう。

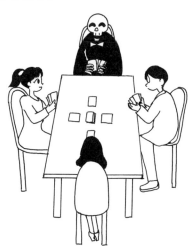

死の体験旅行®

　欧米のホスピスで医療従事者が重症患者の気持ちを酌み取るために始まったものと言われています。参加者は、最初に 4 色の紙に自分の大切なモノや人を書き留めていきます。そして自らが、体調不良からだんだん死へと近づく物語の当事者となり、ファシリテーターのナレーションに沿って、大切な存在をひとつずつ手放していきます。その後、参加者同士で体験を共有します。

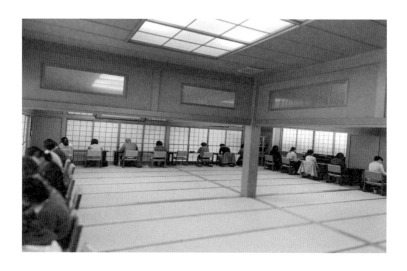

　「もしバナカード」と「死の体験旅行」の似通っている点は、自分の終末期に向けて大事なものを選択する場面に置かれ、取捨選択を行い最後まで残る大切なものや価値観に気付くことです。死の体験旅行はそれ自体がワークとして完成されていますが、死の体験旅行とデスカフェをセットとして実践している所もあります。死の体験旅行自体が壮大なアイスブレイク、導入ワークとなるため、死を語るハードルが溶け、対話がスムーズに進行する効果があります。

弔辞ワークショップ

　まず、インタビューをする役と、インタビューに答える役に分かれます。インタビュー役は「何を大切にして人生を歩んできましたか?」「周囲からはどんな性格だと思われていますか?」などの質問を通して、弔辞を書くための材料を集めます。インタビューが終われば役を交代します。次に、インタビューをして得た材料をもとに、幾つかある弔辞のフォーマットを参考に相手のために弔辞を作成します。その後、作成した弔辞を相手に向かって読みあげ、読まれた方に感想を聞きます。最後に、4名程度のグループになり、感じたことや気づいたこと、考えたことなどを共有します。

　「弔辞」というツールを活用し、これまでの人生を振り返り、自分が歩んできた道を俯瞰し、その先に訪れる死を見つめる機会になることを狙っています。弔辞のワークショップは、Death カフェを開催するワカゾーが考案し、どなたでも使っていただけるようにフォームのダウンロードが可能です。

　　弔辞ワーク編・ワカゾー流デスカフェ
　　検索 ↗

死生観光トランプ

　世界には多種多様な死生観や弔いの儀礼があります。一方で、わたしたちは生まれ育った文化や価値観に馴染むあまり、その文化を当たり前だと感じてしまいます。その結果、自分たちが育まれた文化や儀礼の意味/意義について考える余地をもたなくなります。

　「死生観光トランプ」は、世界各国の様々な民族や文化の死生観を旅するように触れあうために、死生観や弔いの方法をイラストと言葉でトランプカードの片面に説明を入れたトランプです。遊び方に決まりがあるわけではなく、トランプのように、様々なゲームや遊びを通して、世

界各国の死生観に触れることを目指して制作されました。

　制作は京都を中心に Death カフェを開催するワカゾーと、コモンズデザイナーの陸奥賢さんが協力して作りました。どなたでも自由にダウンロードして使うことができます。

https://wakazo-deathcafe.com/

　世界にはこんなにも違う死の捉え方や弔い方があるのだと気付くことで、魂や先祖とのつながりを大事にする日本のスピリチュアリティを改めて意識する人もいます。違いをどう感じるかで、自分の目に見えていなかったアイデンティティの発見になることもあります。

お寺デスカフェ

　国内で行われるデスカフェ独自の特徴のひとつに、お寺で開催されるケース、あるいは、僧侶が積極的に関わるケースが一定数あることが挙げられます。お寺で行われているデスカフェにすべて共通ではないかもしれませんが、参加者には、漠然と抱くお寺への安心感や、畳の懐かしさ、お香の香りが落ち着くなど、これまでに培ってきたお寺へのポジティブな感覚があるようです

　日常生活のなかで死を語る機会も稀ですが、お寺を訪れる機会もある意味非日常的とも言えます。お寺という、日常とは切り離された空間とデスカフェとの相性の良さがあるのかもしれません。

　お寺には数百年の歴史のなかで、死者を弔ってきた記憶と記録があります。仏教には死では終わらない宗教的な物語もあります。そのように、死をあたたかく包んできた場の力があるからこそ、安心して死を語ることが出来ると開催側のお寺関係者や僧侶は感じています。

　とはいえここでも、死に対して画一的な答えを出すことはありません。ましてや、当然のことですが、宗教的な勧誘は一切なく、仏教的価値観が強く語られることもありません。従来、お寺には困った人や苦しんで

いる人の話を聞くという懐の深い存在意義がありました。安心して本音で語らうことの出来る場作りをすることがお寺や僧侶の役割だというスタンスでデスカフェも開催されています。

　仏教には「生死一如」という教えがあります。生きるということと、死ぬということは、コインの表裏のように切り離せない関係であると教えられています。誰しもが必ず訪れる死の問題から目を背けることは、生きることそのものから目を背けている、と言えるのかもしれません。

　長寿化の進行により、人生 100 年時代が訪れようとしています。ロールモデルもほとんど存在しない中で、「何のために生きるのか」との問いを深く見つめ、生きてよし、死んでよし、と覚悟を決めることが大切なのかもしれません。

納棺体験

　生きているうちに棺に入って、自分が亡くなった時のことを疑似体験します。死をより身近な自分ごとにしてみる納棺体験によって、生と死が実感として一本の道でつながります。死は怖いとか、いずれ死ぬとか思っていても、なかなか生の先の

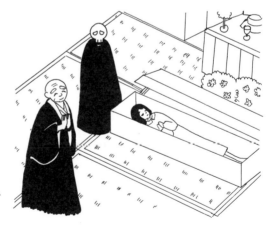

死を実感することはないもの。人生を振り返ったり、どう生きるかを考えるきっかけになることがあります。

ワールドカフェ

　ワールドカフェは、ワークショップの中では比較的よく使われる対話の手法です。与えられテーマについて少人数に分けたテーブル毎にまず時間を区切って話をします。この時、模造紙などに各参加者が気になった言葉や思いを書き入れます。グループチェンジの合図がかかったら、一人を残して残りのメンバーが他のテーブルに移動します。その後、テーブルに残っていた方が前のメンバーと話をした内容を共有し、また新たなメンバーで対話を始めます。これを何回かテーブルとメンバーを変えながら繰り返していきます

　参加者が多く、なかなか全員に発言の機会を作るのが難しい。そんな時に、グループに分かれているので発言機会があり、しかも、そのグループ内だけでなく、様々な意見に出来るだけ触れる機会を増やす際に役立つやり方です。デスカフェでも、ワールドカフェが使われています。

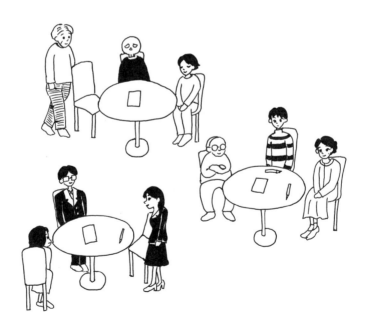

BOOK and DEATH（本をきっかけにして）

　テーマに沿って語り合うデスカフェを開催する場合は、テーマ決定の切り口のひとつとして、死にまつわる本の紹介があります。あらかじめ決まっていたテーマと異なり、主催者や参加者による本の紹介から、浮かんだフレーズやキーワードを活用すると、思いがけない新鮮なテーマが生まれることがあります。

　例えば、難病で視力と聴覚を失ったフルートが得意だった大学生の物語※など12冊の書籍が参加者から紹介された時のデスカフェでは、そこから生まれたテーマが「生きている間に出来ること。死んでからも出来ること」でした。

　この不思議なテーマの問いに、"生と死は繋がっているのか？"、"死んでしまっても出来ることがあるのだろうか？" "生きている間に成し遂げること？"、"それが死んでも続くことに繋がる？"、"遺された人に想いを残すこと？"などなど、様々な角度から新鮮な対話が展開されました。

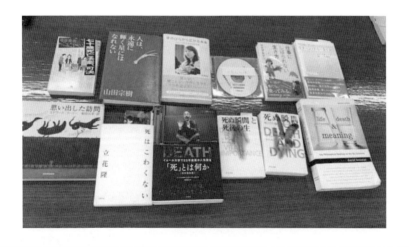

※『手のひらから広がる未来　ヘレン・ケラーになった女子大生』
（荒美有紀/著　朝日新聞出版）など12冊の本の紹介で始めたデスカフェ。

4 ● 生と死の学びと探求

死について話したり考えたりするうちに、自分の生き方を意識することに

　死は怖い。デスカフェに参加する多くの方がこう言います。その怖さの理由を知るために、また、他の人は死についてどう考えているのかを知りたくて、デスカフェに参加してみました、と言う方は少なくありません。

　死とは何か。死ぬとどうなるのか。死は怖いものなのか。死は受け入れることが出来るものなのか、こうした話題が必ず出てくるのもデスカフェの大きな特徴のひとつです。その意味では、デスカフェは常に死を探求する場といっても過言ではありません。

　ただほとんどの場合、それらの問いに対して答えが出ることはありません。当然ですがわたしたちはだれも死を経験したことがないからです。それでもカフェには時々、死の淵に立った経験のある方が参加することがあります。こうした方の体験やその時に感じたことを聴きながら、他の参加者は、死について思いを馳せることが出来ます。そしてなぜ自分は死を怖いと思っているのか。自分が思っている死のイメージ。こんな別れ方をしたい。自分が生きた証をこう残したい。死んだ後はこうであって欲しいという思いを語り始めます。こんなことを考えたり、思い描いたりする時に、人は何を見て、何を材料にしているでしょう？

　それは、今自分が生きている生き様や生きることへの姿勢を見つめ直しているのです。いいかえれば、死という時点に立っているシーンを想定して、後ろに続いてきた道、今の生を振り返っているのです。

　だから、最後に、参加された方々の多くが語る感想があります。それは、今日は死について話をすると思ってきたのに、結局生きることについて考え、話していた、というものです。死生という言葉があるように、

死について話すことは生きることについて話すこと。死を学ぶことは、生を学ぶことです。それを再認識する何かがデスカフェにはあります。

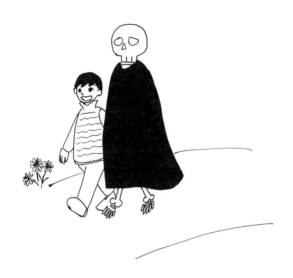

5 ● コミュニティ作り

いろいろな人がゆるやかにつながり、全体として機能する
「自発的ミニ社会」の一面も

　デスカフェにはコミュニティ作りの側面があります。日本ではまだそうした意識は高くないかもしれませんが、海外の実践では、死をきっかけとした市民のコミュニティ作りにデスカフェがなっているという見方があります。

　ところで、なぜ、デスカフェがコミュニティ作りに役立つのでしょうか。コミュニティとは、① 人々が共同体意識を持って共同生活を営む一定の地域、およびその人々の集団。地域社会。共同体。② 転じて、インターネット上で、共通の関心をもちメッセージのやりとりを行う

人々の集まり。③ アメリカの社会学者マッキーバー（R. M. MacIver）
が定式化した社会類型の 1 つ。血縁・地縁など自然的結合により共同
生活を営む社会集団（三省堂 大辞林 第三版）とされています。つまり、
社会全体とほぼ同じ性質を持ちながら、規模が地域ごとぐらいに小さい
とか、もっと小さな規模で人々が集まって暮らしているところというこ
とになるでしょうか。

　つまり、様々な性別、職業・属性、年齢、背景を持った人たちが一緒
にいて、明確な利害関係や上下関係ではないけれど、お互いになんとな
く関係をもったり、持たなかったりしながら、全体として機能してる集
まりのことを指していると言えます。

　いろいろな人がいて、いろいろな考えや暮らしぶりがあって、集まる
となんとなく全体としての機能が生まれるところが、デスカフェとまさ
に同じです。これに比べると認知症カフェは、行政の認知症対策の中で
推進され、だれかしら地域のリーダー的な存在が引っ張っています。な
んとなく自発的に集まるデスカフェとは発生も成立の仕方も異なります。
草の根的に、なんとなく、だれにも強く推進されていないのに、いろい
ろな人が集まって、対等に対話する関係はいままでの日本には少なかっ
たかもしれません。

　その場限り、一回限りの単発イベントはコミュニティになりません。
継続的に行われることにより人に浸透し、地域に浸透し、「あるもの」
としてインフォーマルな社会資源へと昇華していきます。

　そして、その場に集まった様々な人たちが、共通のテーマについて話
し合い、家庭や学校、職場などでは得られない関係性が一瞬でも生まれ
るのが、こうした対話カフェのひとつの魅力ではないでしょうか。また
それが地域単位で行われたら、地域のこれまで出会わなかった人たちと
の出会いを産み出す効果もあるでしょう。この集まりには、生活スタイ

ルを問われることもないので、日ごろ孤独を感じている人は拘束されないゆるやかな繋がりを感じる機会にも出来ます。それがもしかしたら将来、お互いを助け合うような関係の構築に繋がっていく可能性も秘められています。

　グリーフケアのセルフグループには、そうした関係の構築に繋がっているケースが多くあります。月に一回しか会わなくても、自分の思いを知り、理解してくれている人がいる。そのような存在が生きる力に繋がっていくことは珍しくありません。一瞬でも、都会で見知らぬ同士が繋がることを産み出す機能としては、小さいながらも、デスカフェは貢献していると思います。

　人生経験の長い世代から、短くまだ若い世代へ。世代間で知識や経験を継承していく機会が減り、不安や悩みを受け止める存在も近くに見つけられず、地域の互助力も薄まり、地域コミュニティの弱体化、希薄化が進んでいると言われています。この時代に盛んになってきたデスカフェが対面であれ、オンラインであれ、人がゆるやかに繋がるコミュニティ作りに一役買っています。

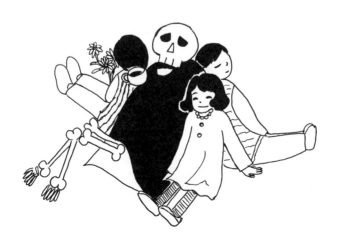

Column3 共生社会を作るコミュニティツール としてのデスカフェ

　まず、なぜ「カフェ」なのかという根本に立ち返ってみましょう。カフェには、参加や利用の資格などありません。また、参加者同士の立場の優劣も何かを強制されることもありません。参加に際して特別な経験や資格が必要とされないのは、すべての人が当事者となれるからです。自分とは異なる違う世界、違うだれかのテーマではないからです。デスカフェの場にいる人は、サービスを受ける利用者や知識を得る受講生ではなく、主体的に自分ごとのテーマである死を話し、聞く参加者です。

　キーワードは、自主性です。強制されて出る場でもなく、だれから誘われたから否応なしに参加する場でもありません。デスカフェは対話の場です。会話・対話・議論はどのような違いがあるのでしょうか。会話とは、少人数での日常的なやりとりであり、何かを伝える、得るためという明確な目的はありません。議論は、自説や思いを述べ、意見や見解を戦わせる手段です。対話とは、複数人で話すことで相手と向き合って話し、新しい何かを見出したり、相手を理解したり、それぞれの考えをフラットに伝え合う機能を含んだコミュニケーションです。

　地域社会のつながりが希薄化し、弱くなっている現在、地縁、血縁の強固な結びつきを再度復活させることは容易ではありません。また、コロナ以降の生活様式の変化を思慮に入れれば、社会が共有する大切なテーマ（死、病、子育て、介護）を共有出来る場がなく孤立している人にとって、小さなコミュニティ活動に参加してゆるやかな繋がりを複数もち、ゆるやかな繋がりと強固な繋がり、どちらの利点も生かせる環境が必要なのではないでしょうか。

　死生観や、死にまつわる話題をなぜ近しい関係の人と行うことに困難さが生じるのでしょうか？　頻繁に顔を合わせる関係が確立した関係性

においては、死生観、政治、宗教、価値観など価値観の相違が明らかに
なると、関係性に支障が生じることが考えられます。デスカフェの、ゆ
るやかであいまいな関係性だからこそ、本質的価値観を開示出来ると考
えられます。自分の本音でゆるやかに繋がれる場が現代のライフスタイ
ルに欠如しているからこそ、求められている存在、それがデスカフェな
のではないでしょうか。

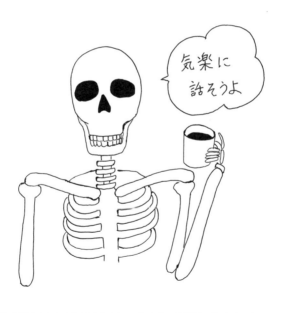

第 **4** 章

デスカフェの
実践事例紹介

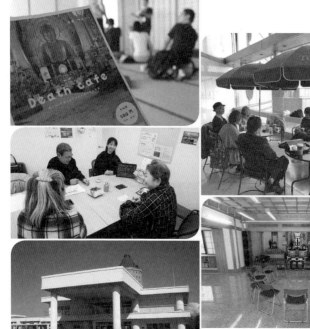
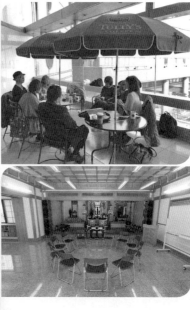

事例 1 ● 京都

ワカゾー Death カフェ
「Death について喋るんデス」

主催者：ワカゾー

　ワカゾーは、特定の宗派にこだわらず、仏教の教えにもとづく様々な活動を生み出し育んでいくことを目指し活動する、超宗派の若手僧侶（若僧）のグループです。

　わたしたちが Death カフェを始めたきっかけは、僧侶として何が出来るのかを模索したことでした。現代社会は「死」をタブー視していると度々言われます。また、「死ぬって何？」、「いのちとは何？」と問われても、それを説明するのは容易ではありません。しかしながら確実に言えるのは、わたしたち人間は必ず、「死にゆく存在である」ということです。

　死の現場で活動する職種は様々にありますが、それぞれの職種によって死に対して何らかの価値観が含まれていることが少なくないように感じます。医療では「死は敗北」と考えられることが多いと聞きます。わたしたち仏教者は死の善悪を問いません。「この世で絶対と言えることは、唯ひとつしかない。それは生まれたからには、必ず死が訪れることだけだ」と、著名なお坊さんが語る通り、死は必ず訪れるものであると捉えます。医師で篤信の仏教者でもある田畑正久氏から「若

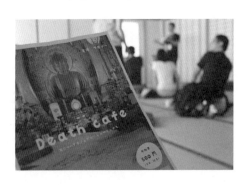

さ、健康、役に立つといった物差しで幸せをめざして生きてきただれもが、どんなに逃げまわっても、必ず、老・病・死につかまる」と教えてもらいました。

そのようにフラットな中立的立場をとる仏教者だからこそ、死について本音で語らう場を提供出来るのではないか。それは仏教者としての役割かもしれない、と考えました。

忙しい日常の中で考えることが少ない「死」について、「カジュアルに喋る場所があってもいいじゃん、どうせわたしたち死から逃げられないんだし！」という思いのもと、2015 年から仲間たちと「Death（デス）カフェ」を始めました。京都市内のお寺をお借りして、これまでに 50 回開催して、延べ 500 人以上の方にご参加いただきました（2020 年 9 月末時点）。

わたしたちが主催する Death カフェは、ワークショップや映画、本、アートなどを手がかりとしながら、死について思いをめぐらし、対話しながら、死に触れる時間をつくっています。

Death カフェを催すなかで「死を考えることは生を考えることに繋がるんだ」と実感します。最初は死をテーマについて語り合っているのだけれど、いつの間にか、これまでの人生を振りかえり、これからの人生を考える時間になっていることが興味深いなと感じています。

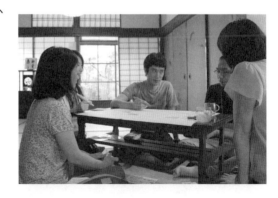

（ワカゾー Death カフェ主催メンバー　霍野廣由）

基本情報
開催場所：京都市内のお寺が中心
所要時間：1 時間半〜2 時間程度
開催頻度：不定期開催
参加者数：5〜20 名程度
お問合せ：WEB ページ、Facebook

メンバー（五十音順）：
市野覚生・桑田正寛・霍野廣由・長嶋
蓮慧・藤井一葉・藤井智子・藤田圭
子・三ヶ本義唯

（2020 年時点）

デスカフェへの思い ●●●

つる の こうゆう
霍野廣由：ワカゾー事務局

若い世代が集まるお寺のデスカフェだから出来ることがある

　どんなに若くても、死について考えている人、考えているけど話す場所がないという人は結構いるんです。そんな気持ちを受け止めながら、死について一緒に考えてみるのは宗教者としての役割かもしれないと思い、僧侶仲間が集まってデスカフェを始めました。それなら会議室でやるより、死では終わらない物語や、死を弔ってきた時間がずっと刻まれてきたお寺のほうが、安心安全で温かい空気の中で語り合えるし、それが出来るのがわたしたちならのことだと決めました。

　基本は、「カジュアルに死を語る」なんですが、時には重い空気にならないかと心配もありました。しかし、そんな時こそ、終わった時は晴れ晴れした感じがあって「今まで話せなかったことを話せました」とか、「気持ちが楽になりました」などとアンケートに書き残されています。

　ずっと続けてきて、参加者の声や実感として、デスカフェの時空間にはデスエデュケーションやグリーフケア、ウェルビーイングという概念までが包み込まれていると感じています。デスエデュケーションやグリーフケアはわかりやすいかもしれませんが、ウェルビーイングという

言葉があてはまるのは、死のテーマでありながら、これから先をよりよく生きること、これからの人生を見つめ直し、考え直すきっかけになっていると思えるからです。

　経済の成長が一番の目的で走ってきた時代があって、老いや死は悪いものか、ビジネス化されて消費されるものになってきた一面があります。死まで消費されたらおかしなことになるんじゃないか。そこにアプローチ出来るのが宗教者がやっているデスカフェの意味でもあると思っています。全国各地にある 7 万のお寺にデスカフェが普及したら、高齢者はもっと自分のリビングウイルがはっきりしてくるかもしれないし、その地域の若い人と高齢者の本音トークの場が作れるかもしれない。お寺でゆるやかに繋がる動きが作れたらいいですよね。

事例 2 ● 青森

sanshien de café（三思園でカフェ）

主催者：社会福祉法人中央福祉会

　社会福祉法人中央福祉会は青森県青森市において特別養護老人ホーム三思園（以後、特養三思園）、地域密着型特別養護老人ホーム勝田三思園（以後、特養勝田三思園）の 2 施設を運営しています。

　デスカフェを行うきっかけは、社会福祉法人として、地域にどのように貢献すべきかを模索していた時に、青森中央短期大学専攻科福祉専攻の吉川先生（現在、京都女子大学）から、「デスカフェ」についての情報を得たことです。デスカフェの「デス」のワードに、未知なる出会いの衝撃とワクワク感に襲われました。

　さらに、青森県では、まだ、事例がない、やってみてはどうかとのお誘いもあり、直感的に、看取りケアをしていく上で、デスカフェは地域

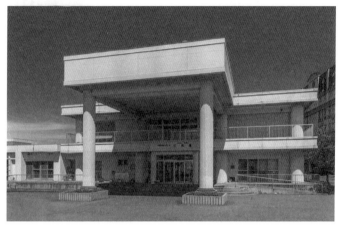

特別養護老人ホーム三思園の正面

に対する社会福祉法人の役割として、住みやすい地域作りに貢献する活動になると思いました。

　この試みに対して阿部主任生活相談員始め、次々と賛同者と協力を得ることができ、体制を整えていきました。

　第1回のデスカフェは、迷わず「もしバナ」ゲームを使用して行いました。

　カフェのネーミングは、「デス」が重い、暗い感じとの意見が多くあったため、「Sanshien de café」とライトさを意識しました。「de」には、① deth ② decision ③ development の意味が込められています。

　第1回 2019年2月23日（土）午後1時30分〜3時　特養三思園2F 会議室、定員30名。南包括地域センター、横内地区自治会など宣伝の協力もあり、あっという間に、満員となりました。

　2部構成とし、第1部は当施設で、看取りケアをさせて頂いた家族とのトーク。その中で、印象に残ったのは、「病院ではなく、施設での

看取りを決めたのは、どんな思いからですか？」という質問にこう答えてもらえたことでした。「父が病院に入院中は、点滴を外すものですから、身体拘束されました。父が、俺は、罪人か？　縛るのを止めろと何度も訴え、付き添うわたしもつらい思いをしました。」

「また、好きな食べ物を持ち込むことが、病院では、許してもらえませんでした。」

「施設では、快く許可がでて、最後まで、父の好きなものを食べることができ、そして、わたしの介助で食べさせることもでき、つくづく食べることはしあわせなことなんだと思いました。」

「父の思い出は、幼少の頃、近くの教会のきれいなシスターから手作りのジャムパンをもらい、食べたら美味しくてたまらかったことが忘れられないと言っていた。」

「ですから、最後はジャムパンをと思っていました。口でしっかりと食べられなくても、少しだけでも味わってもらうために、舌にそっと、ちょっぴり乗せてあげるだけでもいいと思っていました。」

「十数年前病院で亡くなった母には、何もしてあげられなかった。だから、父にはとの思いがあった。」と語っていただけました。このお父様のお食い締め※は、ジャムパンだったのです。

第2部は、「もしバナカード」で①がんにより余命6か月、②心疾患により余命6か月を想定してゲームを2回行いました。

これは、5枚のエックスカードをあらかじめ準備し、がん、心疾患、脳血管障害、認知症、老衰のカード中から、参加者に引いてもらって決めました。

1グループ4〜5人となり、ファシリテーターがカードを配り、ゲーム

※生後100日目の「お食い初め」の対極にある人生最後の食事、また食べようとする行為・意志・その支援を指す造語。

を進めていき、お喋りしながら、楽しい会話が弾む「場」を意識しました。

　ゲームが開始されると、どうしても初めは、皆、真剣そのもの。徐々に、笑顔、笑いも出始め、楽しく縁起でもない話しが20分間に渡り行われました。

　「最期まで、オシャレをしたいし、一人は寂しすぎる」

　「最期は、子供にいてほしいかな？」

　「ええ、夫じゃないの？」

　「いや、違う」

　普段の愚痴も出る温かい空気に包まれた死を語る場となりました。

　青森市には、「Link with〜つながろう青森」という2014年に有志で結成したグループがあります。（現代表：笹森佳子氏）。保健・医療・福祉包括ケアシステムを探ると題し、多職種が集まり自由にお酒を片手に語る場を提供している、青森県を代表する先駆的な活動団体です。そのLink withに、2018年2月24日の「ドクターと話そう」という企画に初めて参加し、橋川正利内科医師（芙蓉会村上病院）と出会いました。その時、「もしバナカード」が紹介されました。このゲームは、もしもあなたが余命6か月なら、家族、大切な人、医療・福祉関係者に何を伝えるのかを、ポジティヴに考えるためのゲームでした。たかがゲームと思いきや、迷うことで心の揺らぎをリアルに疑似体験する。他の人と違う考えに触れることで、価値観が違うことを感じることが出来る体験でした。まるで、他人の脳内に土足で踏み込み、タブーを犯した罪の意識の中で自分が存在し、「死」が他人ごとだった昨日の自分から、自分ごとに変わる瞬間を感じることが出来ました。何よりも、もしもの時の話題を、具体的に掘り下げることができます。具体的になることで、その人の関心ごとや不安ごとなどが明らかになり、真剣に他者と一緒に自分の「死」を重ね、自分をみつめ、振り返り、気がつけば「生き方・

活き方・逝き方」にリンクすることが可能になる時間を作り出すツールと思いました。初めて出会った方とその場でゲームが成立し、お酒を飲んで打ち解け、あっという間の時間を過ごし、精神的に満腹になりました。とても不思議な異次元・異空間の中に存在していたといっても過言ではありませんでした。振り返ると、これが青森県で初めて行われた「デスバー」であったと思います。

　第 2 回デスカフェは、2020 年 6 月 23 日（土）午後 1 時 30 分〜3 時、青森中央学院大学 1F フリースペース。「入棺体験」と、体験後の感想のシェアとカフェトークの構成で行いました。
　「入棺体験」する棺は、勝田三思園の近くにある葬儀社リンクモア平安閣様（代表　船橋素幸氏）の協力により 5 種類準備しました。
　「棺から出る時は、生まれ変わったかのように、さわやかな笑顔で、これがルールです。」
　「一番高いのは、寝心地が違う」
　「中は暑くて大変だった。」「本番は、ドライアイスが入りますので大丈夫です」
　縁起でもないことが、笑いの場となりました。
　3 分間の入棺体験後、参加者の感想を共有するため、付箋紙にまとめ、ホワイトボードに掲示しました。その後、各グループで話し合われた内容をまとめ、発表者を選出し、発表して頂きました。

　　「棺の中は、白を基調としているのは、白は、再生を意味する色だからです。棺の窓に透明なフイルムを貼ったのは、数年前に、棺の側で寄り添っていた方が、ドライアイスの二酸化炭素中毒で亡くなる事故が起きた為の防止策です」
　　　　　　　　　　葬儀社リンクモア平安閣（代表　船橋氏）

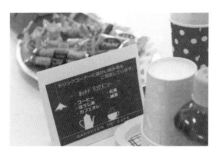 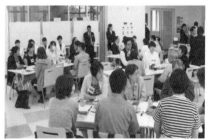

　今後のデスカフェのあり方について、実行委員会では下記の方向性で行っていく予定です。

デスカフェの形として

　①セミナー型（講演）：フォーラム、シンポジウム、パネルディスカッション　②対話・体験型（グループワーク、ワークショップ）などがありますが、デスカフェは、形式にこだわらずにお茶とケーキを食べながら死について話す場であることが最も重要で、型に拘らず世相に合わせ変化していきながら継続していきます。

　開催は、デスカフェのライト型（セミナー＋グループワーク＋お茶）が年に2回を継続する予定です。さらに、2〜3か月毎に、開催するヘビー型デスカフェの実施も検討しています。死の悲嘆さに寄り添い、少人数での対話を中心としたデスカフェを並行することも計画中です。また、他のデスカフェへの参加により学びと発信を重ねていく予定です。

（社会福祉法人中央福祉会　法人本部看護師長　兼

特別養護老人ホーム三思園看護主任　高橋進一）

基本情報
開催場所：特別養護老人ホーム三思園
所要時間：1 時間半〜2 時間程度
開催頻度：不定期開催
参加者数：20〜30 名程度
お問合せ：WEB ページ、Facebook

デスカフェへの思い ●●●

高橋進一：sunshien de café 運営

地域のつながりと、地域の看取りケアの
底上げになれたらいい

　わたしたちは、社会福祉法人として、地域にいかに貢献するのかということを模索していたところで、デスカフェと出会いました。これが地域の看取り介護の底上げに繋がると直感し、始めてみたのです。

　もっと死について話し合う必要を意識しなければいけない時代が到来しているのですが、現実的には遅れています。ACP の実践にあたっては、自分のことも決められない、親についても決められない人がまだまだいます。そういう方々から、もっと身近に死を語れる環境が求められているのを切実に感じています。

　生きるケアから死ぬケアに、現在の状況は一連性がなく、シームレスに関われる人がいません。役割がバラバラです。継続的なデスカフェの積み上げが、どちらのケアにも一連で関われる人を育てることが出来るのではないでしょうか。看取りケアの底上げとは、そういうことかもしれません。そのためにもデスカフェがもっと広がり、いろいろな場所へ浸透する必要がありますが、まず地域の他機関と共催するなど、関連分野とつながりながら、市民運動的な広がりにしていけたらいいなと思い

ます。例えば、病院の緩和ケアチームとのコラボとか、死に関わる機会の多い医療・福祉関係者とのコラボデスカフェからできないかと考えています。

　わたしたちのデスカフェには、20歳代から70歳代まで、幅広い世代の参加者がいます。死の捉え方や価値観もかなり違います。多様な見方に触れ合えるのもデスカフェという場の特徴です。地域住民や自治会の方、その知り合いなどが集まると実に年齢層が広いので、地域の中で世代を超えて理解し合い、ゆるやかなつながりができてきます。また自分たちのような高齢者の気持ちに寄り添うという職業柄でその場にいると、今悩んでいたり答えを出せずにいたりする人々の気持ちに共感出来る機会でもあり、デスカフェで自分たちも共に育つという意味合いもあります。死はまだずっと先のことである若い人にとっては、デスカフェはむしろこのような相互理解と触れ合いの場、コミュニティとして集まる意義の方が大きいかもしれません。世代の違う人々とやわらかく触れ合う、コミュニケーションの場としての役割も果たせていけたらいいと思っています。

事例3 ● 栃木

Café Mortel（カフェモルテル）
～気軽に死について話そう～

主催者：小口千英（こぐちちえ）

　Café Mortel は2018年2月からスタートし、毎月1～2回の割合で開催しています。主催者は、メンタルクリニックの看護師ですが個人的にカウンセリングも行っています。最初は喫茶店を貸切りにして行っていましたがお店の事情で場所の変更を余儀なくされ、現在は無料のレンタル会議室や公民館にてお茶やお菓子を各自持参していただき、約2

時間、皆さんの思いをお話ししてもらっています。

　わたしがデスカフェを開催しようとしたきっかけは母の死でした。その死を語る上で一番身近であるはずの家族と話すことの困難さを覚え、胸の内に秘めた悲しみや苦しみを処理できないもどかしさを抱えていました。そのような時にたまたま目にした新聞記事に『「デスカフェ」で死を思う』という文字を発見し、デスカフェの存在・意義を知りました。デスカフェでならわたしも話せるかもしれないという思いから主催する側になったわたしですが、自分を癒しに行く熱烈な参加者であることも確かです。なので気軽に来て欲しいという思いから、マイナスなイメージを受けやすい「デスカフェ」から、フランス語表記の「Café Mortel（カフェモルテル）」に名称を変更しました。

　Café Mortel にはご家族を病気や事故、自死などで亡くされた方が多く参加され、様々な死の悲しみや苦しみが語られます。わたし自身もこの Café Mortel で今まで感じてきた悲しみや怒りを表出したことでモヤモヤしていたものがスッキリしたという経験をしました。同じように参加された方にも「話してスッキリした」という体験をしていただきたいと思い、まずわたしから負の感情や声を大きくしては言えない内情などを包み隠さず話すようにしています。そのことで「こんなこと言ったら変に思われるかも」「今までだれにも話せなかったけど」「こんな気持ち、だれもわかってくれない」という内容でも話しやすい雰囲気を作るよう心がけています。初めは硬い表情で話しにくそうですが、後半になるにつれ他の参加者との対話となり、何かしらの気付きや気持ちの整理が行われ、帰る頃にはスッキリとした表情になっています。

　人はだれでも孤独に陥ると自分が一番つらいと信じて疑いません。しかし、そのつらさをだれかに話した時から「自分は独りではない」と思えると思います。人間関係が希薄になった現代で多死社会へ突入した時に求められるのは、デスカフェのような普段の生活では全くの他人だけ

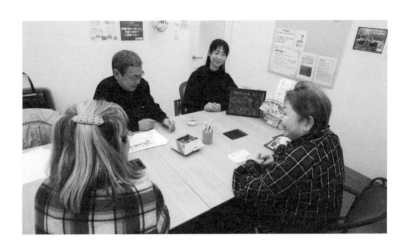

ど、共通のテーマによって経験や感情を共有出来る一時的でゆるやかな集いなのかもしれません。顔の見えないインターネット上のだれかに相談するよりも、実際に悲しみを表出するだれかを肌で感じる方が自分の気持ちの変化を感じ取れるはずです。

　「話したって何も変わらない」と心を閉ざしている方や、『死』について話すことが憚れるという方、また自分の死について心の準備をしたい方や、死生観について語り合いたい方など、『死』についてなら何でも構いませんので是非 Café Mortel に参加してもらいたいと思います。また他の『分かち合いの会』や『自助グループ』などに参加されている方にも、別の場に出ることで気付く意見の違いや世界観の相違を体験していただきたいと思います。

（Café Mortel（カフェモルテル）主催　小口千英）

基本情報
開催場所：宇都宮市内の貸会議室や公民館など。下記へお問い合わせください。
　　　　　またオンラインでも開催しています。
参加人数：5 人〜10 人程度
開催頻度：毎月 1〜2 回開催
時間：2 時間
お問い合わせ：09067908853 小口まで
Facebook：「Lapin らぱん」でもイベントを告知しています。

参加された方の感想

いろいろな人の話が聞けてよかったです。

人は皆悲しみを持って生きているんだなと思いました。

いろいろな方の人生に触れ、勉強になりました。

実際に悲しい思いをしている方々とお会いし、話を聞いて、まさしくわたしだけではないことを実感いたしました。

自分の正直な気持ちを開示することで楽になった。

和やかな場でした。

など

デスカフェへの思い ●●●

小口千英（Café Mortel（カフェモルテル）主催）

モヤモヤした気持ちを安心して話せる "初めの一歩" が、ここのデスカフェ

　同じ境遇の人とお話ししない限り自分が受け入れられたっていう感じが持てない人がたくさんいる中で、そういう人を探すツールもなく、話せる人がいなくて、胸の中に秘めている人が結構います。ネットや SNS が発達している今は、つぶやくことは出来るけど、ちゃんと答えてくれる人がいません。だから座間市の事件みたいに、死にたいと思っている人を自分の手にかけるような事件まで生じてしまっているのではないでしょうか。自分の気持ちを吐き出しても、未消化で、消化しきれていないんです。あえて対面で気持ちを外に出せる場は、これからも必要だと思っています。

　ただ日本では自分の気持ちを素直に表現するということは憚られる傾向にあります。死に関することならなおさらです。「話してみて」と言われても構えてしまったり、相手を心配させないようにあえて反対の気持ちを伝えてしまったりすることも多いことでしょう。しかしそういった垣根を取ってくれるのがデスカフェではないかと思います。「気軽に『死』について話そう」と副題をつけたのも安心して話してもらえるようにという意図なのです。さらにわたしからデスカフェを主催するきっかけとなった母の死について包み隠さず話すことで、初めて参加する方でも話しやすい雰囲気を作るよう心がけています。

　参加者から、こういう場を求めていたんだという声を聞くと、大人も子どもも気軽に語り合える場として、もっともっといろんなところにできてほしいと思います。しかし当事者グループや遺族の会などのように、行政の施設で行っている会は信頼して行けますが、わたしのように個人でやっていると怪しまれたりすることもあります。デスカフェの存在が

もっと当たり前になり、その時の自分の気分でデスカフェを選ぶことができるようになったらいいですね。

　現在は対面よりオンラインをメインに主催していますが、胸の内に秘めている不安や恐れ、悲しみなどの感情を素直に語れる雰囲気を大切にしていることは変わりません。話すことでもやもやしている感情から囚われることが減り、新たな気付きが得られ、次のステージに進めるのではないかと考えています。そういった意味で私のデスカフェは「初めの一歩」をお手伝いするのかもしれません。

事例 4 ● 東京

デス・カフェ@東京

主催者：中藤　崇

　デス・カフェ@東京を始めたのは 2015 年のことです。きっかけは、その年の始めに読んだ海外のデスカフェを紹介するサイト記事でした。（※ http://greenz.jp/2013/11/18/death_cafe/）。

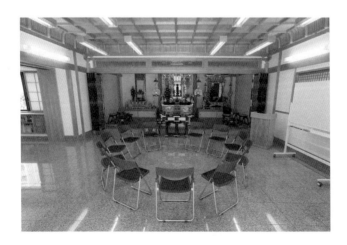

　以前よりデスカフェを始めたきっかけを聞かれるのですが、わたし自身は上記の記事を読んで「これは面白そうだ」と思ったこと。そして「これらなら自分でも出来そうだ」と思ったからとずっと答えています。カフェ主催者さんの、その中でも多くの方が身近な方との死別体験や、死と関わるお仕事の経験から始めたとお話をされるのを見て、自分とはきっかけがだいぶ違うなぁと思うことが多々あります。わたし自身の動機は実はそれぐらい、軽いものです。

　デス・カフェ＠東京のカフェスタイルは、出来るだけ、deathcafe.com にある主催者向けガイドに従うようにしています。というのも、わたしがカフェを始めた頃はこのガイドぐらいしか開催の参考になる資料や情報がなかったからです。このため、カフェのスタイルとしてはガイドをベースにし、中身は自分が慣れ親しんだ遺族ケアの場作りの方法を用いています。

　いわゆる、非構成と呼ばれる※エンカウンター形式の対話の場です。

　例えばメインのカフェの空間を前頁の写真のように円陣に椅子を並べた形にしているのも、カフェの時間とお茶菓子を楽しむ時間を分けているのも、それ以前に経験したグリーフケアの空間作りや、進行の仕方を真似ています。海外のカフェの様子などを見ると、もっとリラックス出来る環境で行っており、自分のやり方はだいぶ堅苦しいですね。

　またカフェで特に大切にしていることが 2 つあります。ひとつは話のテーマを決めないこと。もうひとつが参加者の職業や属性をカフェの冒頭では明かさないようにしてもらうことです。

　テーマ設定については、上記のガイドラインにそう書いてあるので、という程度の理由しかありません。その分、話はあっちに飛んだりこっ

※自発的に集まった人々がファシリテーターと時間を共にし、交流する形態。

ちに飛んだりしますが、それはそれで、こうした対話を作る場の面白さだと思っています。

　もうひとつの職業、属性の公開ですが、これはカフェ初期の失敗を基に取り入れました。やはり人はどうしても、その人の職業や属性を知ってしまうと、その属性を期待した問いかけや発言をしてしまいます。でもこれは、対話の場としては面白くありません。その人の素で語り合ってもらうには、最初は属性や職業などを明かさずに話し始めてもらった方が面白いことが徐々に分かり、このやり方に落ち着いています。それでもお坊さまの参加者の方は、話しぶりや見かけから、明らかとなりがちですね。

　このようなスタイルで、不定期にカフェを続け、やっと 20 回を越えるほどの開催になりました。後から始められた方と比べるとかなりのスローペースです。ただここも大切だと思うのですが、主催者が無理をせず開催を続けていく。これが長く続けていく秘訣だと思っています。

　わたしが 5 年前にデスカフェを始めた時は、こうした本が出来ることや、カフェを開催してくださる方がこれだけ増えることも思っていませんでした。それがいまこうやって、カフェ開催の仕方まで伝えることが出来て本当に嬉しいです。世間でも人生会議が新聞やテレビ、雑誌などで取り上げられるようになるなど、デスカフェを受け入れる環境が整いつつあることも感じています。日本がこれから迎える超高齢化、そして多死社会の中でデスカフェが何かしら、皆さんの役に立てば幸いです。ですがわたし自身はこれからも、マイペースで、デスカフェを広めていければと思っています。

（デス・カフェ＠東京主催　中藤　崇）

基本情報
開催場所：都内近郊及び日本各地でのリクエスト開催
参加人数：5 人〜10 人程度
開催頻度：不定期。都度告知しています。
時間：2 時間
お問い合わせ：facebook、Twitter よりお願いします。

デスカフェへの思い ●●●

中藤崇（デス・カフェ＠東京主催）

様々な形のデスカフェが広まってほしいです

　わたしのカフェでも、時たま参加者の方からデスカフェをやってみたいと声を掛けられます。ですがテーマがテーマなだけに、自分には難しいと感じている方もいました。そうした時は、難しく考えず、自分のやりたいようにやって大丈夫ですよ、とお伝えするようにしています。

　ただその中でも、参加者がみなある参加者のお話に聞き入る瞬間があります。

　その時に、例えば主催者が何かを言ってしまうとその沈黙が崩れ、お話が上書きされてしまいます。それがないように、会話の流れや、その中で起こる沈黙は出来る限り大切にするよるとよいかもしれません。

　そして参加者が話をしたいことや、参加者の思いとカフェの場がミスマッチを起こさないように、カフェのルールの説明は出来る限り丁寧に行うと良いと思います。それでも、内容に納得されずに帰られる方も時にはいます。

　わたしがデスカフェを継続的に続けられているのは、とにかく自分が無理をしない。デスカフェの場を増やしたい。死をテーマに話が出来る場があることを、もっと多くの方に知って欲しいからです。デスカフェウィーク 2020 を通じて吉川先生や各地の主催者さんと出会えたことは、

とても大きな刺激になりました。デスカフェの主催や参加は、自分の死、そしてまわりの人の死を考えるきっかけになります。それだけに、カフェの主催者さんは、無理をせずに、自分にとってやりやすい形でデスカフェを開催してみてください。そうして主催者さん自身がまず楽しめるカフェの場が、これからもどんどん増えて欲しいなと思っていますし、その力になることが出来たら嬉しいです。

事例 5 ● 神奈川

対話カフェ Tokyo～Yokohama
デスカフェ～死をめぐる対話～

主催者　田中 肇（た なかはじめ）・田中 紀（た なかのり）

　2018 年の秋からカップルで定期開催しています。開催の動機は、女優の樹木希林さんが全身がんと公表されながらもお元気に活動しているのを見ていて、このまま落ちつかれていくのかな？と考えていたら突然の訃報が流れて驚きました。その時に「人はいつか死ぬんだ！必ず死ぬものだ」と実感し、すでに開催していた対話カフェや読書会とともに「死をめぐる対話」の並行開催を始めました。

　また、当時、NHK ラジオでテーマに沿った本を出演者 2 人が 3 分間で交互ご紹介し、どちらの本を読みたくなったかをラジオリスナーが投票で選出する「ミニ・ビブリオバトル」というコーナーがあり、ご縁があり出演させていただきました。

　テーマは「秋」ということから「もの思う秋」として、難易度が高いと思いながらもターミナルケアのバイブルとも評される E・キューブラー・ロスさんの「死ぬ瞬間　死とその過程について」をご紹介しまし

た。対戦相手のチャンプは奇しくもご住職でしたが、望外にもわたしの紹介本が評価されてチャンプ本となることができて、「死」について語ることが望まれている社会になってきていると手応えを感じました。

　デスカフェを開催するにあたっては既存のデスカフェのリサーチは行っていませんが、デスカフェの発祥の開催コンセプトである「コーヒーを飲みながら、ナッツを齧りながら、明るく楽しく死をカジュアルに語る」を大切にして、参加者にはナッツをお配りし、笑いながら明るく楽しく語り合っています。

　会場は港町横浜のロケーションを活かして、海が臨めるカフェや会議室、古の美しい建築物などを利用しています。時には、レストランを会場としてワインを飲みながら、食事をしながら楽しんでいます。

　進め方は死にまつわるテーマを設定し、それに沿った対話を中心としたものとなっています。テーマは事前に設定はせず、当日、参加者によって選出しますが、その理由は、事前にテーマの予習を避けて当日のライブ感を大切にし、その日の感情をメインにするためです。

　当日の基本的な流れは、コーヒーを飲みながら、ナッツを齧りながら、

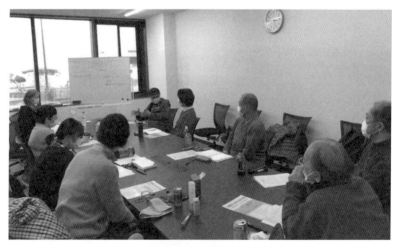

海を臨む会議室にて

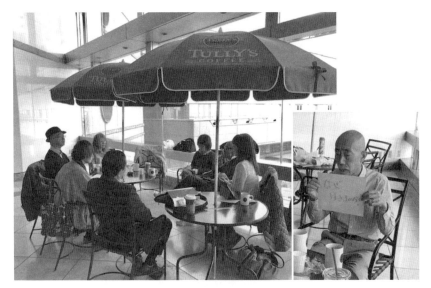

海を臨む明るいカフェ

簡単な自己紹介＋死にまつわるエピソード＋当日のアイスブレイクで一巡し、そのあとにそれぞれが本日のテーマを紙に書いて、「なぜそのテーマにしたか」を説明します。そして参加者全員で本日のテーマを絞り込み、決定したテーマで対話を開始しますが、最後の 20 分間は分かち合いの時間としています。

　デスカフェのアフターとして、有志によるランチタイムを設けていて、単に対話で終わらせることなく、そこでの人と人とのつながりも大切にしています。また、どなたでも参加出来るように、開催会場は段差がなく、だれでも利用出来るトイレやエレベーターのあるユニバーサルのものを用意しています。
※事前に合理的配慮の有無もお伺いしています。
　参加者層は、10 代から 70 代と幅広く、様々な属性の方に参加していただいています。

基本情報
開催場所：横浜市みなとみらいの海を臨むカフェや会議室、古の建築物などロケーションの良い場所を会場としています。近隣の施設や都内でも開催をしています。オンラインによるデスカフェも開催しています。
参加人数：5人〜10人程度
開催頻度：毎月1〜2回開催（主に土曜日か日曜日の午前）
時間：2時間30分程度
お問い合わせ：対話カフェ Tokyo〜Yokohama のホームページからどうぞ。

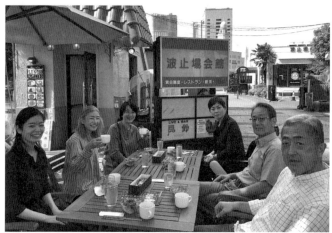

デスカフェ後の
アフターランチ

大桟橋に接岸する飛鳥Ⅱを眺めながら、ソーシャルディスタンスでデスカフェ

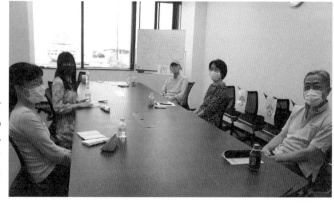

デスカフェへの思い ●●●

田中肇（対話カフェ Tokyo〜Yokohama 主催）

入り口に本があるから、テーマが多様になり、話が深まる。多様で寛容性の高い社会づくりに役立つデスカフェでありたい

　デスカフェというと、医療・宗教・葬儀などの死にまつわる関係者が主催しているというイメージがありますが、実際には「死」は日常にあるので、そうした立ち位置から離れた場からの発信です。

　わたし自身は図書館司書です。これまでの図書館は、好きな本を借りて、新刊雑誌や新聞を読む、本と親しむ空間でした。しかしわたしが関わっている図書館は、本だけでなく、新しい人と出会い、そして人生を思索し、語り合い、何かを創造する場として変貌しています。

　本を語り合う読書会は、なんと東京都内だけで100団体以上が活動し、本を通しての他者の考え方を知り、人との交流が生まれる場となっています。読書会の開催方法は、一般的には紹介型と課題型の二種類がありますが、わたしたちのデスカフェ はオリジナルの対話型読書会（本の紹介の後に対話を楽しむ）の形態で行っています。本の紹介は対話の切り口で、1冊の本が紹介される過程の中から、参加者一人ひとりに今日の自分に響いたフレーズを書き出していただき、その日のテーマを決めます。書き出すことで、そこにいる方々に様々な気付きが起こり、新鮮な本日のテーマが決まり、テーマに関して対話が始まります。

　対話とはテーマに対して「問い」を重ねあって進めていくもので、方向性や結果は求められません。目的は、そこでの「気付き」を個人個人が得ることです。関連図書も多い図書館や読書会で死の本をテーマとしてデスカフェを開催することで、「多様な本」と「多様な考え方」に出会うことができます。本がある空間だからこそさらに深まるデスカフェ

となります。

　他の専門職の開催するデスカフェはケア寄りの方向性も見られますが、ここでは問いを重ねて行く「対話」がベース、「気付き」の促進にアプローチしています。哀しみを分かち合うグリーフケアは、デスカフェではなく独立したグリーフケアカフェとして取り組んでいます。

　もうひとつ、わたし自身は本と共に考える自殺予防に取り組んでいるのですが、自殺対策基本法では3月を自殺対策強化月間、9月を自殺予防週間と定めています。そこでわたしが関わる図書館では、地域の「いのちの電話相談員」に講師となっていただき自殺予防に関するワークショップを開催し、併せて「自死（自殺）」に関する本を展示しています。また、「自死は選択なのか？」という対話の場を開き、対話の手法としてデスカフェで用いている「様々な死のスタイル」を参加者で書き出して対話の切り口としました。

　2020年9月開催の「DeathCaféWeek 2020」でも、何かしら「自殺防止のためのアクション」を展開したいと考えました。こうした活動は、多様性な生き方、多様な考えが尊重される社会→多様性のある、寛容性が高い社会を目指すとも言えます。

　相模原障害者施設殺傷事件を例に挙げると、植松被告の死刑判決が地裁の段階で確定し、このままでは事件が風化してしまう懸念があります。この事件は、優性思想、重度障害者施設、障害者の保護者、被害者の匿名、介護職員の待遇、緊急措置入院などが複雑に絡み合った「生と死」の事件・社会問題です。

　わたしは現代社会に抱える社会問題の多くは、社会の寛容性の低さが原因と考えていて、真の解決には、表面に現れる問題の解決だけでなく、背景に隠れた課題にアプローチしてソーシャルワークすることが求められていると思っています。そのためにも、対話を通した多様性への理解が必須です。

　勤務している図書館で2017年に相模原障害者施設殺傷事件から「『選別される社会』　相模原事件をとおして＜問い・語る＞哲学対話」を開催し、「なぜ人を殺してはいけないのだろうか？」などの4つのテーマのワークショップを通して、「生と死」に関する対話を行いました。こ

れもデスカフェとは名付けていませんが、デスカフェのひとつであると思っています。これ以降、任意団体で『選別される社会』をテーマに対話が続けられ、社会の関心を高めながら意識の変革へつながって行くはずです。これからは様々な入り口やテーマのもと、「生と死」について語り合うデスカフェの導入が、寛容性の高い社会創りの可能性を広めていく手法になるのではないでしょうか。

　この意味でも、これからさらにデスカフェの精神を盛り込んだイベントが進むと考えています。現在は民間団体・個人での開催が主流となっていますが、今後は図書館や公民館、男女共同参画センターなどの公的機関で開催することで周知が進み、一般的な「語りの場」として定着する可能性があります。とはいえ、公的機関が開催する場合のノウハウが整理されていません。デスカフェファシリテーターの養成といったことも必要になってくるかもしれません。

　うちのデスカフェの参加者は、意外と 20 代から 30 代と若い方が多いです。開催は 30 回くらいですが、ほぼ毎回、都内から参加していらっしゃる方もいます。参加の理由は、「死を安心して語れる場となっている」とのこと。多くは医療・福祉・心理系所属の方ですが、「これから自分たちでもやってみたいので体験で来てみた」という方や団体もお越しになります。

事例 6 ● 東京
・・・
マザーリーフ・デスカフェ

主催者：小平知賀子（有）ライフネット東京 代表取締役

　わたしたちのデスカフェをひと言で言えば、葬儀社のデスカフェなのに、死ぬ準備が始まらないデスカフェです。

　始まりは、葬儀社の情報提供として続けていた終活セミナーです。遺される家族や周囲に迷惑をかけないために自分の終い方を準備しておこうという終活が流行り始めていた時でしたから、海洋散骨、墓じまい、もめない相続などに人が集まりました。しかし、知識だけを得ても、「死」を本気で受け止める心構えがないので、情報が右から左へ流れるだけで実践に結びつかず、本当はどうしたいのか決められない人がほとんどでした。せいぜい「あのお姑さんと同じ墓に入るのは嫌だから、海洋散骨してもらいたい」などということぐらい。「ご家族はそれでいいんですか？」と聞けば、もう答えが揺らぎます。

　ただ、つらい死に方はしたくない、迷惑をかけたくないというだけで、自分なりの死生観がなければ、終い方など決められるはずがないのです。そこで、正面から死と向き合うために始めたのがデスカフェです。ちょうど終活セミナーの目的が見えなくなってきた時期に、デスカフェの存在を教えてくれた方がいました。きっかけをくださったことには今でも感謝しています。

　2016年9月からスタートしたマザーリーフのデスカフェは丸4年が過ぎ、5年目に入っています。年に1～2回のお休みをとりながらも、月1回の定例デスカフェを1回10人前後の話しやすい人数で続けて

います。台風やコロナによる中断を経て、今はオンラインで復活。継続は力なりで、4年間の延べ参加者数は約 500 人に及びます。

これまでの経緯
■ 第 1 次デスカフェ（2016 年 9 月〜 2017 年 9 月）
　「多角的視野で死を知り、考える」
■ 第 2 次デスカフェ（2017 年 10 月〜 2019 年 8 月）
　「老年学で知る"生と死"とデスカフェ」
■ 第 3 次デスカフェ（2019 年 11 月〜現在継続中）
　「変化する死生観とデスカフェ」

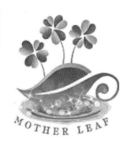

MOTHER LEAF

　第 1 次デスカフェは、「デスカフェとは」から始まり、特殊清掃業者からの衝撃的な孤独死の現場報告まで、死生観を深めるための幅広いテーマで展開。数々のメディア取材を受け、雑誌、テレビ等の取材班が入ることにも参加者が慣れていた感もあります。第 1 次に関しては、後述の終了レポートも合わせてご覧ください。

　第 2 次には、世間一般的な死にまつわる話題を自分ごとのメメント・モリに醸成させるため、デスカフェの中に老年学の話を注入。明日、明後日と、日一日を積み重ねながら歳をとり、その先に死があることが頭の中でつながりました。これから先、どんどん老いて死んでいくということは、嫌なこと、醜いこと、なさけないことばかりではなく、歳を重ねる分の「円熟」や「長老の知恵」が生まれ、次の世代に何を引き継げるのか、それを意識して生きてゆく役割や義務もあることを参加者する多くの人が感じ始めたころから、デスカフェは死への思いに変化をもたらす場になってきました。安らかに眠る前に、これからこそ人として完成する時間がある、そんな共通の思いが生まれてきたというのでしょうか。

　そこで、第3次はこのような自分たちの死生観の変化に気づくさまざまな企画で進行中です。「死にざま＝生きざま」であり、「生と死は表裏一体」と、漠然とはわかっていたものの、今日の、明日の生きざまが、そのまま連綿と続いて、自分の死にざまになる実感がどことなく育ってくるのが、わたしたちのデスカフェです。言い換えれば、一般的な死の概念にふれるのではなく、あくまでも自分ごとのメメント・モリが出来あがるデスカフェです。

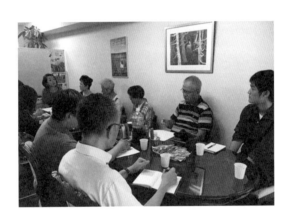

デスカフェへの思い ●●●

主催者：小平 知賀子
（こだいら ち か こ）

ここで出会うのは、生きる力になるデスカフェです

　終活がきっかけだったので、始めのうちはほとんどがシニア世代でした。始めた時は、「死」がつくだけで縁起でもない、嫌だという人もいました。しかし、メディアに多く出ているうちにたくさんの世代が参加してくれるようになり、若い人々も死について考えている人が結構いて、死を望む人もいました。参加して、高齢者とも垣根なく喋れるのがいい

と、どこか打ち解けて帰ってくれます。

　また、ちらつく病気と向き合っている人々も、何回か来てお喋りしていくうちに、死から逃げずに対峙し始め、結局みんな元気にやっています。

　遺影撮影会で、毎年きれいに若く撮ってもらうのが目標になり、そのために筋トレを始め、「だんだん死ぬ気がしなくなってきた」と言った人もいます。本当に年々若々しくきれいになるからすごいんです。

　そんな人たちがここだけのつながりで本音を語り、お互いに否定もしないし、アドバイスもしないのがデスカフェ。死が怖くなくなり、死ぬ覚悟が出来るのかと思っていたら、その日まで「生きる覚悟」が出来るのが、ここのデスカフェの特長です。自分のいのち、自分の人生、自分しか生きられないのだから、自分で生きて、自分で死ぬ。だれも代わってくれません。いのちをもらったら、それを終える覚悟とその時間をこれからもみなさんと共有してゆく場でありたいと思います。

基本情報
開催場所：ライフネット東京・事務所（五反田）
所要時間：3 時間程度（だれでも心残りなくたっぷり話せる時間をとっています）。
開催頻度：月 1 回
参加者数：10 名程度
お問合せ：Facebook ＆ ブログ

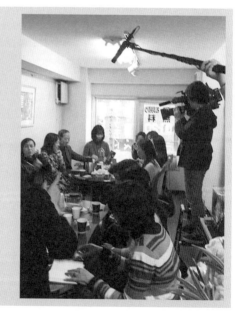

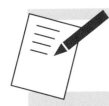

第1次 マザーリーフ・デスカフェ 終了レポート
「死」を知り、「死」を語る。

　2016年9月にスタートしたマザーリーフのデスカフェも、この日、2017年9月2日（土）で第12回を迎え、1年間のプログラムを無事終了した。積み重ねた12回のテーマを振り返るだけで、「死」を取り巻く話題がいかに広範囲に渡るものであるかがよくわかる。

- **第1回（9月）：デスカフェとは**
　自己紹介と死への思いを語るだけで1人30分強となり、時間切れ。

- **第2回（10月）：デスカフェとは、2（死と死生観を深める）**
　直前に掲載された日経新聞の記事の影響か、キャンセル待ちも出たほど。

- **第3回（11月）：生きがいとは**
　テーマをよそに何となくのお喋り会になり、カフェの難しさが顔を出してきた。

- **第4回（12月）：本駒込にあるお寺で語り、聞く**
　「命あること有難し〜」の言葉からスタート、参加者の心の本音が出た日。読売新聞の取材入る。

- **第5回（1月）：介護施設で生きることと死**
　地震を乗り切った熊本の介護事業所の副代表の話を中心に。日テレ・エブリーの取材が入る。

- **第6回（2月）：自分に問う、自分の死**
　グループディスカッションで幅がさらに広がった。サンデー毎日の取材が入る。

- **第7回（3月）：看取り、逝く人と送る人**
　冒頭は看取り師によるレクチャーで、看取るということと人の終わりに見えるものとは。

- **第8回（4月）：遺品整理の現場から知る死**
　ゴミ屋敷、孤独死、セルフネグレクトなど、現場で起きていることとは？強烈な会だった。

- 第９回（５月）：遺骨の行き場で考えるリアルな死
  三田霊廟・納骨堂を見学の後、霊廟の部屋を借りてデスカフェに。

- 第10回（６月）：自分の余命と終末期の過ごし方から考える死
  １人称の死、２人称の死、３人称の死。いろんな死があるという話や朝日新聞社・アエラの取材が入った日。

- 第11回（７月）：宗教心とスピリチュアル、死の直前に心は救われるのか？
  「何をしても喪失感で」という学生の参加者の話に、賛否あり。スピリチュアルにも十人十色。

- 第12回（９月）：死と向き合ったデスカフェ、総括
  最期はお金？　飛び入り参加者の暴走もあり、死が教えてくれる多様な価値観と、お金じゃ買えない生の証について。

　１年間の延べ参加者数、128名。色とりどりの角度から「死」を考え、語った１年間であったデスカフェ。最終回は、幸せな「死」はやっぱりお金か？、と終着するかと思いきや、そんな話になりかけたからこそ、共通の思いが抽出された日となった感がある。

　その共通の思いとは――「死は、まわりにいる病気の人や老親のことではなく、だれにとっても自分ごとである」という確信に近いもの。生を受けて今がある以上、わたしたち全員がいつか、どこかで死と出会う。それに気付き、その日までどんな日を積み上げられるのか、お金よりも大切なものを一人ひとりが言葉にしてみる日となった。

■現在は60代。40歳から後の自分の人生はずっと仕事人間だったという女性は、「亡くなった友人がまだ元気に心の中にいる。彼女が今の自分のメンターで、死はだれかの中で生き続けるものであるとしたら、自分はこれからも乾いたスポンジのように何かを吸収し続けて、それを人のために還元し、だれかの心の中でメンターになれるように生きていきたい」と語っていた。

- また、高校生と大学生の娘さんを持つ女性は、「娘の成長を見ているのが今は幸せ。デスカフェという衝撃的な名前に始めは驚いたけど、参加して"死"を語ろうと思うと、今の"生"にスポットを当てて考えてみることになる。その果てに、今の幸せにしっかり気付き、いつか来る死のことも娘たちと話せるようになった」と言う。

- 若い頃から、死は生きている以上、身近なものだと思ってきたと言う60代の女性は、「でも、そんなふうに感じていること自体、自分は人と違うのかもしれないと思うと、口に出せなかった。それを口にしてよいのがデスカフェだった。口にしてみれば、ひとりひとりみんな考えや思いが違うから、だれもが他人とは違う異質な存在で、それだけに思いは伝えなければいけないと思えるようになった」と言う。そして、「エンディングノートのことを話すと、まだ早いわよ！ そんなこと、と口を揃えて言う周囲にも、"死はあなた自身のことなのよ"と言っていかなければいけない」と結んでいた。

- 次は、60代、税理士。「いくらあれば老後は安心？」と聞かれれば、「3億かな」と答えるという女性は、「仕事柄、老後の不安もすべてお金で解決出来ると思っているような人々のほうがわたしのまわりには多いけど、ここで気づいたのは、死の準備も他人ごとで、案外自分ごととして考えたことがなかった」ことだと言う。その気付きから、今後の人生の見積もり方も変わってくるのかもしれない。

- また、孤独死の現場を見た経験から、現在は司法書士として高齢者の見守りを実践しているという50代半ばの男性は、「とにかく、突然死んでも後悔のないように生きていきたい。仕事も恋愛もだれかから必要とされないと成り立たない。自分の日々も、死というその日まで、人から必要とされる日々であり続けたい」と言っていた。

- さらに、デスカフェ皆勤賞の50代後半の女性は、12回の感想をひと言で言えば、「死にざま」＝「生きざま」である確信を築き上げたことだと言う。「でも、その生きた証がSNSの中などにずっと残り続けているの

がよいのか、悪いのか、考えてしまう」と言う。削除されないままの故人のフェイスブックに、あっちの世界で楽しくやってる？みたいなメッセージが入り、そこでみんなの思い出が膨らんでいくこともある。現代の、新しい形のこれが死にざまなのか、生きざまなのか。実にリアルな時代の側面が提示されるのも、デスカフェの深い一面である。

■ 海洋散骨に興味があって参加し始めたという 70 代の女性は、散骨の希望は変わっていないが、今は「死よりも、その日まで元気で、綺麗で、ピンピンころりと逝けるようにしておくのが日々の課題」であると言う。毎日かなりハードな筋トレを欠かさず、誤嚥の予防にひとりカラオケで喉を鍛え、先日のお盆にはひとりで運転して、東京から四国まで帰ってきたとか。そんなあっぱれな日々が始まったのは、デスカフェで死を考え始めたからだそうである。

■ 実は、先月から故郷の北海道でデスカフェを主催し始めたという 60 代の男性は、「自分の死生観は、長生きしたいとも、お金があれば老後の不安がなくなるとも思わない。それより、これからの後の人生は、だれかの支援に繋がり、そういうことを一緒に出来る人々との出会いが不思議と増えるような生き方で終わりたい」。そして、「人は、生かされているんだと思う。だから、自分のやれることをきちんとやっていると、死を迎えるその日までの道もおのずと決まってくる」と言う。

■ また、宝石店を営む 60 代後半の女性は、数年前に妹が劇症すい炎で突然亡くなり、やっぱり人間はいつ死ぬかわからないと痛感。「死んだら終わり、明日のことがわからないから、"今"が大切。いつ死んでもいいようにきれいにしておいて、"今"を素敵に生き、若い人の役に立てる生き方でいることが大事なんだと思う」と語る。

■ 若い時に妻を病気で亡くし、その後、母の看取りと父の認知症介護に 5 年を費やしたという 50 代後半の男性は、介護離職も経験しただけに、人生は "色即是空"。般若心経の超現代語訳が言い放つ「結局どう生きてもいい。大丈夫だ、心配すんな」というカタのつけ方がよくわかると言

う。現在は新興住宅街のマンションでひとり住まい。これからの目標は、玄関を一歩出れば、いつでもいろんな人に声をかけてもらえるような、この町の住人になること。そして、そういう住人を増やす一役になること。また、デスカフェに関心のあるメンバーで、自分たちが自分たちで見守るフェイスブックをやろうという提案も飛び出した。

■ところで、1年間のデスカフェを続けるうちには、その間に親や友人の死を経験した人々もいる。そのひとりである50代の女性は、「14年前に母が乳がんの宣告を受けた時には頭が真っ白になったが、1年前に父が肺がんになった時には、落ち着いてこれからのことを考えようと思えた」と言う。年齢を考え、手術や抗がん剤をやらずに家で出来るだけ長く過ごしてもらうことにして、2ヶ月前に亡くなる直前まで、銭湯に行ってお風呂を楽しむような暮らしができたそうである。「自分はちょうどインフルエンザにかかって死に目に会えず、妹だけが看取ったことに後悔が残るけど、人の死に目に会えるとか、会えないというタイミングも何か意味があるのかなと思う。終末期や死のありようを、少しだけ冷静に受け止められるようになったのがデスカフェのおかげ」と話す。

■最後の締めは、主催者の小平さん。小平さん自身が2ヶ月前に実母を看取り、デスカフェがあったおかげで自宅の看取りが選択できたし、人の生の終わりとリアルに一緒にいられることのすごさを身をもって体験できたと言う。

・・・

　数年前から終活セミナーを続けていたマザーリーフだが、その参加者の中からも、1年前にデスカフェを始めたときは、「何考えてるの？」という声が上がり、賛否両論だったとか。しかし、そう言う人ほど、だれにでも死はあるのに、自分ごとになっていないとも感じていたそうだ。そして、「死が自分ごとになった時に、生きることも他のだれのせいでもなく、自分のせいの"生"になることを、一人ひとりが実感できた1年になったと思う。これからもこういう場を提供してゆくのが自分の役目なのだと思っている」と締めくくっていた。

第 5 章
デスカフェサミット

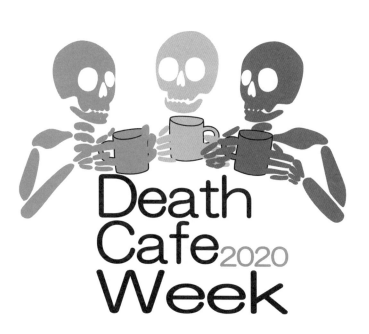

1 ● デスカフェ オンラインサミット DeathCafeWeek2020 が出来るまで

1週間オンライン上でずっとデスカフェ！
常識外れの企画を実現

　2020年9月21日（土）～27日（日）の1週間、午前・午後・夜、3部制のどこかで必ずオンラインのデスカフェが行われ、500円で参加登録を行えばだれでも日本中からデスカフェが体験出来るデスカフェオンラインサミット（DeathCafeWeek2020）を開催。3部制の時間割を最大限に活用し、朝から夜まで、1日に3つのデスカフェが行われた日もあれば、オンラインのデスカフェだけでなく、これまですでに国内で行われてきた多種多様なデスカフェの事例紹介や、死や看取りにまつわるトークイベントも組み込まれ、草の根ムーブメントのように全国に点在してきたデスカフェがオンライン上とはいえ、1ヵ所に結集した初めての企画でした。

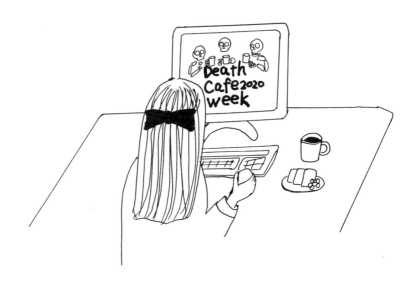

〈デスカフェオンラインサミット（DeathCafeWeek2020）〉

■プログラム

	午前 10：00-12：00	午後 14：00-16：00	夜 19：00-21：00
9月21日 （月・祝日）	オープニング（運営委員会） DeathCafeWEEK への想い ゲスト 山崎浩司氏 （信州大学医学部 保健学科 准教授） 「デスカフェがつなぐ 新たな地縁」	国内の多様な デスカフェの事例紹介	デス・カフェ@東京 〜死を巡り、語るカフェ〜
9月22日 （火・祝日）	Death Cafe	ライフ＆デスカフェ Berry	「人生最終段階の 食支援 お食い締め」 講師 牧野日和氏 （愛知学院大学 心身科学部 准教授）
9月23日 （水）		sansien de café 事例の紹介	さかもとさんのデスカフェ 〜わたしにとっての 幸せな死って？〜
9月24日 （木）		ワカゾーのデスカフェ 〜弔辞をつくってみる〜	ワカゾーのデスカフェ 〜世界各国の死生観に 光をあてる〜
9月25日 （金）	Café Mortel ＆対話カフェ Tokyo~Yokohama コラボデスカフェ 〜哀しみの分かち合い〜	Café Mortel ＆ 対話カフェ Tokyo 〜Yokohama （死の読書会 1）	Café Mortel ＆ 対話カフェ Tokyo 〜Yokohama （死の読書会 2）
9月26日 （土）	カレンデュラカフェ	マザーリーフ・デスカフェ	デスデザイン・カフェ
9月27日 （日）	自殺対策関連特別企画 「下手くそやけどなんとか 生きてるねん。」 （特別講師：渡辺洋次郎）	グラレコと共にひらく "見える"デスカフェ	クロージング（運営委員会） DeathCafe のこれから ゲスト 林美枝子氏 （日本医療大学 保健医療学部 教授） 「死のドゥーラと デスカフェの役割」

※色アミ部分がデスカフェ、または事例紹介

■参加デスカフェ団体は 14 団体

（以下、順不同）

- デス・カフェ@東京 〜死を巡り、語るカフェ〜（主催/精神保健福祉士：東京）
- sansien de café（主催/社会福祉法人中央福祉会：青森）
- ワカゾーのデスカフェ（主催/若手僧侶たち：京都）

- Café Mortel ～哀しみの分かち合い～（主催/看護師：栃木）
- 対話カフェ Tokyo~Yokohama（主催/図書館司書：横浜）
- マザーリーフ・デスカフェ（主催/葬儀社：東京）
- Death Café（主催/僧侶：東京）
- ライフ＆デスカフェ Berry（主催/いき方デザイナー・リスタートコーチ：石川）
- さかもとさんのデスカフェ（主催/カウンセラー：東京）
- カレンデュラカフェ（主催/心理カウンセラー/プロセスワークプラクティショナー：神奈川）
- デスデザイン・カフェ（主催/スピリチュアル・カウンセラー：東京）
- グラレコと共にひらく"見える"デスカフェ（主催/芸術大学生：東京）
- 『死の体験旅行®』とデスカフェ（主催/僧侶：秋田）
- 死生観カフェ（主催/元僧侶・理学療法士：東京）

延べ参加者数は 400 人強

　1 週間、ほぼすべてのデスカフェ に参加したという人もいれば、目的の 1 枠だけ参加した人も少なくありません。延べ人数は 400 人を超え、性別も世代も偏りが少なく、まさに老若男女が集まったのもデスカフェのひとつの特徴かもしれません。

本邦初、おそらく世界初のデスカフェの見本市

　このような取り組みは国内初であることはもちろん、おそらく世界でも初のイベント。提案者は、もちろん実行委員長の吉川です。彼は京都女子大学で福祉系の教員を務める傍ら、デスカフェを研究テーマに取り上げ、1 年前からフィールドワークとして国内各地のデスカフェを訪れているうちに、デスカフェとひと言で言いながら、実に多種多様なデスカフェが行われていることに驚いたとか。主催者の専門性もまちまち。それぞれの思いを込めて続けていることに違いはなくとも、かけている思いに少しずつ違いがあるのがまた、新鮮な発見だったようです。

　しかもデスカフェという市民レベル、生活者レベルのイベントには、

開催資格も、どこかから許可を取る必要もありません。自発的に発生した草の根運動のように、ばらばら、まちまちで勃発しているところがデスカフェのデスカフェたるところです。それは、まるで流行りのお店が各地でそれぞれに趣向をこらしながら増えて行くかのように。互助、自助で地域づくりをしようという、認知症カフェのような行政の推奨もある施策の一環とは普及の成り立ちが違います。

　この色とりどりのデスカフェを一堂に会し、少しずつ繋がっていく機会、「デスカフェサミット」ができたらどうだろう？　こんな意欲的な目論見が浮上し、ワカゾーの霍野とデス・カフェ＠東京主催者中藤の2人に相談。どちらも国内のデスカフェ実績としては老舗で、デスカフェがもっと広がればいいという思いを抱いていたところでした。「やってみよう！」意見はすぐに一致し、いくつかのデスカフェ開催者に声をかけたところ、難なく運営委員のメンバーが増え始めたのがスタートです。

前代未聞の開催構想は、コロナが発端

　2020年初頭、初めての準備委員会をオンラインで開催。この時にはまだ、吉川の勤務校から会場を借り、1日だけ会場で行うサミットしかだれもが考えていませんでした。しかし、1月23日、中国武漢が都市封鎖される頃になると、新型コロナウイルス感染拡大への危惧は、対岸の火事では済まされない様相に変貌してきました。日本も危ない。大きなイベントの中止や延期が続々と発表され始める中、2～3月にはデスカフェも対面は中止、オンラインによるデスカフェが登場。4月15日の運営準備ミーティングでは、デス・カフェ＠東京の中藤からZoomでデスカフェを開催してみたところ、対面の開催とやれることは基本的に変わらない、オンラインならいつもと違う世代（下は中学生から中高年まで）が来てくれることも期待出来るのではないかという報告があり

ました。運営メンバーの気持ちはオンラインでもいいのではという方向
に傾き、現状を考えればオンラインしかできないかもしれない、いや、
オンラインなら SNS 系のメディアが興味を持ってくれる、オンライン
なら 24 時間つなぎっぱなしのデスカフェも出来る！　1day もいいけ
ど、1week もありでは？　と、現状をよりポジティブに受け止める方
向に走り出し、5 月のミーティングで、正式にオンラインによるサミッ
トの開催が決定されるに至りました。

　そして、この時すでに国内にはコロナに
よる死のショックがじわじわと広がり始め
ていました。大勢の人が知るその第 1 報は、
3 月 29 日の志村けんさんの死の知らせ。
続く 4 月 9 日毎日放送取締役の岡田公伸
さん、4 月 23 日岡江久美子さん。コロナ
禍で死生観が揺さぶられている今、オンラ
インで大勢に参加してもらえるデスカフェ

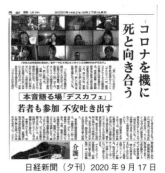

日経新聞（夕刊）2020 年 9 月 17 日

サミットをそう時間をおかずに実行しよう、という気持ちでメンバー全
員固まりました。

決まれば早い、体制づくりと実行の準備工程

　6 月からはオンラインサミットに向けて本格的な企画設計と開催日、
参加団体募集、公式 WEB サイトの作成、開催 PR、その前に団体規約
を作ろうと、方向が決まれば準備の実行が早いのも、個々に、自発的に、
デスカフェというイベントを開催してきた実績者集団の特徴です。まず
開催期間について、この国では先祖を供養し、うやまうようにお墓参り
などをする彼岸を挟んだ 1 週間はどうだろう。Facebook と Twitter
と note で大会のアカウントを作り、大会中も含む定期的な情報発信を
しよう。そうだロゴを作ろうというわけで、対話カフェの田中紀がガイ

コツが並ぶロゴと花模様ガイコツを作成。3 人のガイコツの色には、作者の意図では「赤（煉瓦色）は伝統、緑が斬新、青が理性」でしたが、「現在、過去、彼岸」もありかも、「愛、真実、英知」もいいと解釈は広がり、それぞれにイメージが広がっていくのもこの自由集団ならではの発想です。

　しかし、実際の運営準備はまさに疾風怒濤。世間一般的ではこのようなイベント準備は半年、いや 1 年近くかけて進めるところを、これから 3 ヶ月以内には、ほぼ完成が見える体制まで整えなければなりませんでした。オンラインデスカフェを開催してもらう団体、実際のデスカフェではなく、事例紹介として自分のデスカフェの特徴や展開内容を紹介してくれる団体の募集と声かけ、死や看取りに関するトークイベントの企画立案、1 週間分のプログラム設計図の完成に向け、四方八方への連絡と時間調整、意見の調整が刻々と進んでいきました。

　またもう一方では、公式ホームページ作成とホームページ上に掲載するプログラム内容の告知文と紹介文の制作や、PR に関するアイデアの出し合い、PR 原稿の制作等々、IT 力と文書力が求められる体制づくりに、自分たちのクリエイティブ性を目一杯投入し、見えない制作時間が積み重ねられていきました。ホームページや Facebook、Twitter、note の立ち上げ、管理、更新、さらに参加受付と応募者管理を委託した peatix との連携、アドレス管理といったデジタル業務は霍野と中藤が一手に引き受け、デジタルコミュニケート媒体 note に専用ページを作り、各デスカフェ 開催者が書いた‘我がデスカフェ’の宣伝文をアップするのは藤井の仕事、等々。若手のデジタル作業は実にスピーディでした。

詰めは外部団体やイベント演者との折衝

　7 月に入ると、トークイベントの演者選定や協賛依頼と、外の組織や

著名人との折衝が課題の時期に。看取り介護の世界では熱い人気を集める「お食い締め」講演の牧野日和氏を演者に決めたのは、高橋と阿部の功績。自殺予防週間が終わっている日程にはなるが、死に関するトークイベントなら自殺をテーマにした枠も作れないかと言い出したのは、ゲートキーパー養成講座なども行っている田中肇でした。このようなイベントも組み込んだサミットなら、信頼度を上げるためにも、社会的信頼度のある企業や組織からの協賛も取れないか。こんな話が出た途端にそれぞれの人脈を駆使して、リンクモア平安閣（葬儀社）、尊厳死協会（公益財団法人）、クオリティケア（出版社）の協賛が決まる。特に協賛だけでなく、公益財団法人の理事自らも複数のオンラインデスカフェに参加してくれた尊厳死協会の協力は、小平の人脈力の賜物でした。

開催時期が迫るほど焦りが募る準備会議

　8月初旬の運営ミーティングは、これまでの準備の進捗確認とこれから決めなければならないことの洗い出し。いよいよ申し込み受付の時期に向かい、細かい検討事項が数々ある中、本当に人が集まるだろうか、演者に呼んだ講演イベントは上手くいくだろうか、そういえばまだアレが決まっていない、コレも決めなくてはならない、となんとなく焦りと不安が漂ってくる瞬間もありました。参加者が集まらなかったプログラムがあったらどうするのか。申し込みの締め切り設定をどうするのか。参加 URL を送るタイミングはいつがベストか。参加 URL 等の問い合わせがあったら、だれが対応するのか。オンラインデスカフェは普通のZoom 会議室で、講演会などのトークイベントはウェビナーか。自殺予防イベントの演者がまだ決まっていないが、大丈夫なのか。微に入り、細に入りの議論になるほど、みんなバラバラのことを言い始めます。

　小口が引き立つのはこんな時です。さすが、グリーフケアで人の心を落ち着かせることが出来るナース、これと言って決定する意見を言うわ

けではないのに、今まで出た意見や考えをうまく肯定しながら、みんな
を同じ方向に向かせてくれます。では、これとこれをいついつまでに決
め、あとはグループチャットで進めましょう。最後は余裕の感じでお開
きになります。

いよいよ近づく、デスカフェ サミット開催前夜

　８月の下旬から吉川、中藤、萩
原でトライした全国紙や地方紙向
けのパブリシティの効果があった
のか、９月に入ると、京都新聞や
東京新聞を皮切りに、実行委員長・
吉川へのマスコミ取材やデスカ
フェサミットの予告記事が媒体に
載るようになりました。そしてこ

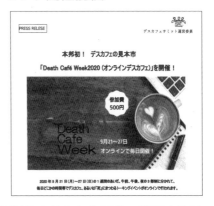

の記事を見て、テレビ局やテレビ番組制作会社からも開催の様子を取材
に入りたいという申し出が届くように。

　時期を同じくして、すでに申し込み受付を開始していた peatix には、
新聞記事や SNS サイトの情報発信が人を呼び、参加申し込みが入り始
めます。グループチャットを通じて、中藤から各デスカフェの開催者で
もある運営委員に、日を追って参加申込者数が刻々と知らされてきます。
牧野氏の講演会の申し込みは 50 人を超えた、…100 人を超えた。し
かし、こちらの〇〇はまだ申し込みがない…。一目でわかるチャットの
画面、これはなかなかの臨場感です。大きな組織のバックアップもなく、
経験もない初のデスカフェ全国イベント。まして 1 週間ぶっ続けで行
うオンラインイベントなど、もちろんだれもやったことがないのです。

　９月 21 日時計は午前 0 時を回りました。朝がくれば、今日からの
Week が始まります。しかし、運営委員のほとんどはまだ眠りにつけ

る状況ではありませんでした。20 プログラム、すべての Zoom URL を管理する中藤のもとには、それぞれの枠で全部設定時間が異なるのだから、どこかで時間がずれた時にはどうすればいいのか、予定より延長してデスカフェ を続けていてもいいのか等々、問い合わせが続きます。

　明日の一番バッターは、オープニングのプログラム。初めはなかなか申し込みが集まりませんでしたが、ギリギリになり、30 名の定員を 50 名に増員するという嬉しい事態に。死生学の専門家、山崎浩司先生の講演の前に、運営に関わっているメンバーが一人ずつ、自己紹介を兼ねて自分のところのデスカフェの紹介をする予定です。司会を引き受けた萩原は、ひたすらみんなが時間を守って話してくれることを祈りつつ、吉川の代表トーク用スライドの最終調整に冷や汗を流していました。そして、この時まで、デスカフェという「ここで話すことは基本的にはこの場限り。だから安心して死にまつわるプライバシーも話せる」というカフェのイベントに記事や番組に向けた取材に入り、「コロナ禍で近親者の死や隔離でつらい思いをしている人がいたら話をさせてもらえないか」という取材希望の対応に、吉川と霍野は幾分苦しい思いをしながら、奔走していました。

開けてビックリ。デスカフェはやっぱり温かい場所

　9月21日AM10：00、東海から西はほぼ晴天、関東以北も次第に晴れ、北海道はやや大気が不安定。オンラインで、この日のトークイベントも北から南まで、全国からの視聴者を迎え、いよいよ本番が始まりました。会場の空気と言いたいところだが、電波で繋がっているだけなので、空気感は伝わりません。しかし、顔が見えているメンバーも、見えていない参加者の存在感も不思議と柔らかく、温かい。なぜ？　他のセミナーなどにオンラインで参加している時と、どこか違いました。

　「デスカフェはだれの話も否定したり、意見を言ったりするところで

はない。お互いに尊重しながら、気楽に死を語る場所」。このデスカ
フェの大原則が、だれかがこの場で宣言をしたわけではないのに、この
時、この電波空間にも、始めからあったのではないでしょうか。デスカ
フェって何？　と興味があっただけの人も、あくまでも報道視点だった
はずの取材陣も、この日から数日間一緒にデスカフェに参加してくれる
うちに、目に見えない同じ感覚を肌で感じてくれたはずです。

　さて、これから1週間、どんな時間が流れたのか。以下のサイトに
は詳しいプログラムの紹介があり、色とりどりのデスカフェやトークイ
ベントの特徴が掲載されています。また、YouTube には記録動画が
アップされています。ぜひ、ぜひ、追体験してみてください。

● 公式ホームページには、すべてのプログラムの紹介が掲載されています。
- デスカフェウィーク 2020 on Strikingly
  https://deathcafe-week.mystrikingly.com/

● YouTube には、いくつかのプログラムの記録動画がアップされています。
- デスカフェサミット「DeathCafeWeek2020 オープニングトーク」
  https://www.youtube.com/watch?v=WNMv2bdhyAA
- デスカフェサミット「DeathCafeWeek2020 クロージング」
  https://www.youtube.com/watch?v=KbzQHImEQ6I&t=2975s
- デスカフェサミット「sansien de café 事例紹介 」
  https://www.youtube.com/watch?v=X7t9D95anDY&t=3850s
- デスカフェサミット「バリエーション豊かなデスカフェの事例紹介」
  https://www.youtube.com/watch?v=0hSBzPCJRoQ&t=5613s

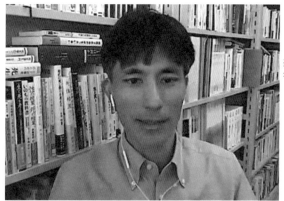

サミットの初日、オープニングイベントには山崎浩司先生が登場。デスカフェは、わたしたちの時代の"新しい地縁"というお話に、深く納得！

サミット終日、クロージングには林美枝子先生が登場。死のデューラを広めたいというお話に、デスカフェメンバーはみな賛同。

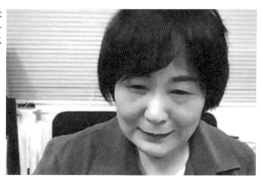

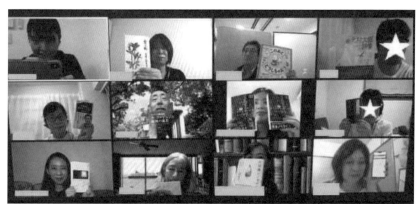

「対話カフェ〜死の読書会」から。
絵本も、死の学びをたくさん秘めているという新鮮な発見と知の喜びが。

運営委員一覧

阿部 一樹（社会福祉法人中央福祉会 sanshien de café）

小口 千英（Café Mortel）

小平 知嘉子（マザーリーフ・デスカフェ）

高橋 進一（社会福祉法人中央福祉会 sanshien de café）

田中 肇（対話カフェ Tokyo〜Yokohama）

副会長 霍野 廣由（ワカゾー）

副会長 中藤 崇（デス・カフェ＠東京）

萩原 真由美（マザーリーフ・デスカフェ）

会計 藤井 一葉（ワカゾー）

会長 吉川 直人（京都女子大学）

お寺の空気に包まれて死生観光トランプで気軽に死に触れるという、ワカゾーのデスカフェ。

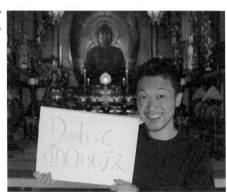

ワカゾーが提供するもうひとつのデスカフェは、弔辞を作るワーク形式。生と死を俯瞰してみる機会。

〔ワークショップ
―弔辞ワーク―〕

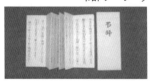

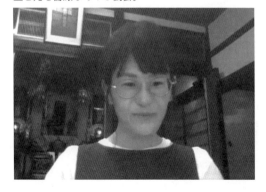

アンケート結果から

実行委員長　吉川直人

　参加したデスカフェは14団体、参加者は延べ400人超。オンライン
デスカフェでも、対話のみ（テーマあり/なし）、対話＋話題提供、対話
＋ワークショップの3つの形態が行われ、対面のデスカフェで行ってい
た形態の再現が出来ました。Zoomのブレークアウトセッション機能や
画面共有機能により、カードゲーム、イラスト、朗読等を用い、特色の
あるデスカフェを5事例紹介，デスカフェで何をやっているのか，やれ
るのか，イメージが鮮明になったとの回答も見られました。

　実施後のアンケートでは、参加者の90％以上が満足また非常に満足し
たとの回答であり，今後の参加希望や自らのデスカフェ開催意欲への後
押しになったとの回答が複数見られました。このような場を探していた，
求めていたとの回答からも，死を語る場を求めている人に対して，デス
カフェの存在を広める機会となりました。また、開催者間での連携やコ
ラボレーションが行われるなど，国内でなかったデスカフェネットワー
ク構築の端緒となりました。デスカフェサミット以前，国内には，組織
的にデスカフェを開催，継続をバックアップする仕組みは存在しません
でした。このサミット開催をきっかけに、これから少しづつその仕組み
づくりができればいいと思っています。

　オンラインの活用は，デスカフェ開催への参入ハードルを下げ，さら
なるデスカフェ開催者の増加が予想されます。多死社会の進展により死
に向き合う現場を持つ人々はより強くデスカフェの必要性を感じていま
す。デスカフェには，その定義も汎用性のあるプログラムも定まってい
ないので，開催者のアレンジの自由度が高いことも，これまでデスカ
フェが広まり，今後も増えていくと予想出来る要因のひとつです。コロ
ナショックにより広まったオンライン形態のデスカフェだけでなく、今
後は，リアルな場でのデスカフェと融合したハイブリッド形態のデスカ
フェも広まっていくことでしょう。

2 ● わたしと、デスカフェと、これから
〜デスカフェサミットに参加したデスカフェ主催者から〜

何回続けても、
同じデスカフェは二つとないからやめられない

死生観カフェ主催　**鈴木秀彰**

わたしが「死生観カフェ」を主催するようになるとは……

以前ホスピス病院に勤務した経験から、
その場を退職するにあたり始めたのがスタートである。

スタートした時の名前は
「僧侶と一緒に死について感じ、考える会」だった。
図書館の一角で 2 名の参加のみでした。
一人は女子大生。もう一人は通りがかりのおじさん。

当時無差別殺人事件が多発していた時期。
どこかこのような場が「いのち」を感じ、考え、いまを、そして自分を
大切にする時間になればいいと思い開催したのを覚えている。
そこからわたしは 50 回以上の開催を重ねることになる。

開始当初はひたすら参加者の声を聞いた。
涙を流し途中で退室してしまう者。
ひたすら自分の思いを吐露する者。
わたし自身もつらくこのままではと思い、理想の葬式を考えたり、
ワークショップ形式を取り入れていくことになった。

またもうひとつ大切にしたのは、死というどこか縁起でもないという
暗いテーマをいかにときには笑顔あり、
笑いながら話しやすい雰囲気を作るかということだ。
今回デスカフェウィークに参加して
改めて多数の場が増えてきたことを嬉しく思うのが
真っ先に出た感想であった。
でもどこか違和感があった。
実は参加するまで
わたし主催による死生観カフェはやめようかと思っていた。
しかし、今回参加して、死生観を対話する場の重要性を感じ、
多数あるとはいえ、その場を作る人によって異なり、
自分もその場がさらなる発展をしていく行き先を見たくなったのだ。

これから迎えるというかもう迎えている多死社会。
それぞれが多くの死に向き合わなければならなくなる。
大きな揺らぎ、感情の波があることだろう。
死について触れていること
死について考えていること
少しでもそのような経験があるのであれば
その揺らぎは少なくなり、波の変化も少なくなるのではないだろうか。
また主催していていつも感じていることが
死を考えることは生きることを考えることに繋がる。
いまどうするべきなのかに繋がるということだ。

いま、コロナの状況で不安な状況が続く。
この先もいろいろなことがあるだろう。
いまどう生きるべきなのか。

その不安な状況でどのような行動をとっていくべきなのか
問われていくだろう。
元気なうちに、気持ちに余裕のあるうちに
そのひとの生き方の指針となる軸のひとつとなる
死生観を熟成する必要があると考えている。

このような場を開催するにあたり、よく課題にあがることがある。
それはこのような場に参加する人は
元々死生観について考えている人が多いことだ。
むしろまだまだ考えたことがない人のほうが多いと思う。
いかにその人たちが参加に繋がるかという課題である。
そのひとつに参加者がまわりの人に考えたことについて伝えてもらう。
その一方でわたしは場を継続して開催していく。
そのようにして、ともに歩んでいくことが大切ではないかと思っている。
その動きがどのような景色を生むのか、また新たな楽しみが増えた。
まだまだやめられない。

with コロナの時代、デスカフェの役割は大きくなっていく

法華寺：『死の体験旅行®』ワークショップとデスカフェ主催　**齋藤宣裕**

　新型コロナウイルスによって、最近は以前よりも病気や死を身近に感じる機会が増えています。また、その一方でやりたいことや生きがいが見つかりにくい現代において、生きづらさを覚えることも少なくありません。死ぬこと、生きることを考える機会は今後ますます重要になることと思います。

　デスカフェを開催していつも感じるのは「死への恐れや虚無感」ではなく「生きることのあたたかさと生命の尊さ」です。死を思うことに

よって、今この数分後に命を終えるかもしれない儚い存在のわたしたちがこの瞬間をどのように生きていくのかを考えることができます。

　デスカフェウィークに参加させていただき、多様なデスカフェのあり方に触れることで自分の中で今後のデスカフェの役割について、改めて考えるきっかけとなりました。

①死を考えることで、どのように生きるのか考える場所

　足を止めて生と死を見つめることによって、これからの人生を考えるきっかけにつながります。

②肩書きをなくし背負っている荷物をおろして素の自分、
　ひとりのただの人間になれる場所。

　全く面識のなかった人たちと非日常とも言える場所、時間を過ごすことで本来の自分の姿を思い出すことができます。

③不安やストレス、心の傷をいたわる場所

　ただそこにある場所、そこにいてもいい場所。積極的にケアしたり問題を解決したりする場所ではありませんが、ただそこにいることで安らぎが得られます。

④人とやわらかく繋がることが出来る場所

　デスカフェには「ゆるい一期一会」のやさしい時間が流れています。他者との距離を取ることが求められ、人との関わりがますます希薄になっている中で、このような時間を共有することは人とのつながりの大切さを思い出すことにつながります。

　僧侶という立場でお寺を会場にしてデスカフェを行っていますが、これらはデスカフェの目指す役割であるとともに、これからのお寺の役割にも深く関わるものと考えています。いわゆる with コロナの時代にあって、今後はデスカフェの果たす役割は大きくなっていくと思います。

ネットや本では見つからない何かと出会う場所として

Death Café 主催　**久松彰彦**

「死について話す」。これは日常会話ではなかなかできません。楽しい雰囲気を台無しにしてしまうかもしれませんし、なんとか言い出せてもすぐに別の話題にされてしまう。そのような経験をした人は少なくないのではないでしょうか。

「現代では死がタブーになっている」という言い方がなされますが、ある社会学者は「現代人は単に死に不慣れなのだ」と指摘しています。自宅で看取ることや、地域での関わり、遠い親戚のお葬式に参列することも減った時代においては、死とどう関わっていけば良いのかが分からなくなっているのかもしれません。

わたしが主催させてもらっているデスカフェでは、「対話」を大事にしています。自分が死についての思い、心を掴んで離さない死にまつわる体験、色々な話題が出てきます。参加者は話している人が話し終わるまで、静かに聴く。そうした前提があることで安心して話すことができます。

デスカフェに関わっていて興味深いのは「話している内に気付く」ということです。自分の考えだったり、感情だったり、思いであったり。頭の中だけで考えていた時には浮かんでこなかったものに気づいていきます。他の参加者の発言を聞いて気付くことはもちろんですが、自分で言葉にしながら気付いていくことも多いようです。対話は他者と行われるだけでなく、自分自身とも行われていくものなのですね。

何か問題を抱えている時、他の何かに頼ろうとします。インターネットや本の情報、または、知識があるとされている人など。ただ、「死」のように自分ごととして考えなくてはならない、考えざるをえない問題はそうしたものに頼るだけで解決出来るものではありません。他者との

関わりを通じながらも自分なりに言葉にし、自分との関わりを深めていく中でゆっくりとその糸口を見つけていくものです。

　これからのデスカフェが、それぞれが「死」という自分ごとに向き合うきっかけになればと考えています。

自分の死を考え、家族を思う時、自己肯定感が高まる

ライフ＆デスカフェ Berry 主催　**菅　朱弥**

　わたしは現在、デスカフェとグリーフケア Café の主宰をしています。今回のデスカフェウィークは主催者の吉川さんからお誘いをいただき、デスカフェを開催する側、参加者側の両方の立場で関わりました。10 年ほど前から「死を見つめ、今の生き方を考える」ことは大切なことという思いがありました。ようやく令和に入りそこからデスカフェを行うことができました。開催して 1 年を経て、「死を見つめることは生の向上だけでなく、死に対する免疫力が付きグリーフ対策になるのでは？」という思いが生まれました。

　デスカフェウィークは、各地でデスカフェをする方と交流・情報交換が出来る楽しみもありましたが、それ以上にデスカフェ参加者からのご発言やご意見からたくさんの発見がありとても有意義な時間となりました。それはデスカフェの必要性をさらに感じることとなり、これからデスカフェを行っていく力となりました。

　どのような必要性を感じたかというと
- 看取りの現場に関わる人の心の整理がつく場である。
- 死の準備やエンディングノートを一人で実践することは難しいが、このような場で語り合うことがそれらの準備となる。
- いろんな考えを聞くことで、自分の中の死への不安や怖さが薄くなる。

- 死を見つめることで、自分と関わる人の大切さを感じ人間関係が変わっていく。
- 死を語る場を求める人がたくさんいる。万人が体験する死。それは共通の人生の目的として交流出来るので、隔てないコミュニティの場となる。

そして以前から思っていた死の免疫力・グリーフ対策になるのではという思いが、確信に変わりました。

デスカフェは自分の生き方だけでなく、家族・身近な方々との生き方を考えるきっかけになります。それは地域の人々との関りにつながっていき、多様化する考えを語れる場となり、個々の違いを尊重出来る場になるのではと感じました。このように、これからのデスカフェは死をみつめることから命と自分の尊重、そこから家族・他人の尊重の気付きの場になり、日本人が低いと言われている自己肯定感を得る役割を担っていくと感じていますし、そのような場にしていきたいと思いました。

あらゆる世代のための ACP と看取りの準備教育に

sansien de café 運営　**高橋進一**

コロナ禍で、福祉法人が 30 人規模で行う、セミナー型＋ワークショップ型のデスカフェは、地域開催を中止しています。そこでこの度、デスカフェウィークでオンラインでの事例紹介という形で、これに向けた、施設の看取りと施設における ACP（人生会議）の三思園の考え方を発信いたしました。

症例発表のような気がしましたが、ここが重要と考えました。自分の死がどうなるのか想像できないのがほとんどかと思います。そこで 2

人称の看取りの死を見ることで、実際行われている実情を知る。そこから、死を考えるヒントになればとの思いは十分達成されたと思います。

　青森市医師会等が主催し、先般行われたACPの研修会では、在宅診療を行う医師による、在宅の看取りをテーマにした西宮市の実情と課題をまとめたものでした。課題は、ACPを広めるための症例発表が少ないとの実情を訴えていました。まさに、デスカフェで、専門家以外の一般の方々に、看取りと人生会議を浸透させることの重要性を認識させられた瞬間でもありました。

　デスカフェの多様性の一端を担う、福祉分野からデスカフェの視点は、地域で安心して死ぬことを考える機会の創出と提供だと思っています。人生会議は、家族と話すことを前提としていますが、先ずは、デスカフェで話すことから始めると、ハードルが下がり、無理なくカジュアルに人生会議が出来る文化が醸成されて行くのではないかと思います。いつから始めるかは、判断力が維持されている早い段階からが望ましいと思います。人生会議は、自分のためにあります。流れまかせ、家族まかせでは、自分の望むエンデイングの実現とはかけ離れてしまう、「死より悪い、生」が待っている可能性が高いことを知るべき時が来ています。

　オンラインのソースは十分有効ですが、参加方法は、テレビにスイッチを入れるごとく利用できないのが難点でした。一番、聞いてほしい年齢層には、届きにくい環境の改善が急務かと感じました。

日常的に自然に死を語り合うことがだれもの癒しになるように
さかもとさんのデスカフェ主催　**坂元　達也**

　参加者の感想に「デスカフェは死について話される場でグリーフケアの場ではないということに疑問を持った。グリーフを抱えることを認め

てあげられる場であってもいい」とありました。死を語る場であるにもかかわらず「グリーフケアの場ではない」と断じられれば、違和感を感じるのは当然かもしれません。もちろん、デスカフェにおいて、抱えているグリーフを語ることを禁じているわけではありません。語られれば他の参加者はそれに共感的に聴いてくれるでしょう。しかし、分かち合いの会のような参加者全員がグリーフケアを目的としている場ではないし、必ずしもファシリテーターや参加者がグリーフケアに精通しているわけでもありません。他者のグリーフを共感的に受容するというのは容易いことではないのです。その人のことを思い、気遣い、返したはずの言葉が心を傷つけることもあります。

　また、参加者のだれかが深いグリーフを抱えていることを知らず、その場で語られた言葉が深く傷つけてしまうこともあります。そうした心の傷はその人に不信感を抱かせ、孤立へと追い込んでいきます。グリーフケアというのはそうしたリスクを内包しているのです。中途半端で安易なグリーフケアは断じてすべきではない。という意味で、デスカフェをグリーフケアの場と捉えることの危険性を伝えたかったのです。

　ただ「デスカフェで語られたことがグリーフケアに繋がることはある」という言葉を必ず付加していたことは忘れないでほしいと思います。いや、むしろそれこそがデスカフェのあり方として最も気を配っているところです。日常的に死を語り合うことで、自然にグリーフがケアされる場、あるいは将来抱えるグリーフに対する心構えを育む場、それが今後のデスカフェが担う役割ではないでしょうか。

カジュアルでも真摯な、グリーフや死を語り合う場づくり

カレンデュラカフェ主催　**森本道子**（心理カウンセラー / プロセスワークプラクティショナー）

　さて、わたしがオンラインで定期的に主催しているカレンデュラカ

フェ『死を語るということは生きるを語るということ』では、グリーフ（死の喪失や悲嘆）をなかったことにせずに語るということを大切にしているため『2人称の死』である家族などの近しい人の死について語られることが圧倒的に多いです。わたしたちは生きているだけで、自然の理として死に出会います。加えて日本人の自殺率はいまだに多く、自死された人の数倍にあたる家族が人に語りづらいグリーフを抱えていることになります。またここ最近の日本では特に、原発事故を含む大震災や自然災害という特殊な死も多く経験しています。

　そのような理由から、わたしはグリーフケアの一環としてデスカフェが存在していくことがとても大切だと思っています。

　デスカフェウィークのイベントの中で、このイベントはグリーフケアの場ではないと表明する方が何人かいらっしゃいました。それは大きなサポートの必要な方は専門家を訪ねてくださいという意味だったと思いますが、グリーフというテーマは個人の底に流れていると思いますし、それは参加者が口を開くと出てくるものだと思います。死を扱う以上、主催者側もグリーフを抱えている人の心理を真摯に学びながらその場で出来る範囲のケアを行いつつ、また主催者自身が抱えるグリーフに淡々と向き合い、自分自身にケアを入れていくということで、参加者へ心地よいサポートが出来ると思っています。個人的には、傷つきは必ず起こりうるという前提にたち、誰かが傷ついた場合は『傷ついた人が出た』という『自分の痛み』もその都度癒すことでより落ち着いたファシリテーションが出来ると思っています。

　自助グループの重要性―アラノンなどアルコール依存症の方に向けた定期的なサポートグループがあるように、グリーフケアを意識したデスカフェが定期的なサポートグループとして存在していくことがとても重要だと思っています。定期的に・グループで・他者のグリーフや死のテーマを聞き合い、共有しあうことの癒しや浄化作用というのは計り知

れないと思うからです。真摯に、グループと共に。

他者と繋がり、だれもが願う生き方、逝き方が出来る
温かい社会のために

デスデザイン・カフェ主催　**安西美喜子**（スピリチュアル・カウンセラー）

デスカフェウィーク開催と定義付け

　全国的なイベント初開催とその中で「日本のデスカフェとは」と示されたことで、それを軸に研究者・主催者・参加者が集いやすくなりました。学び・協力し合うことができ、「死」という一見重いテーマであっても、外に向けての情報発信もしやすくなり、潮流（グループ）として影響力を持つことができます。

　これまでご尽力頂いた皆さまに感謝します。

　吉川先生の定義の「立場に関係なく分け隔てなく語る」「気軽にカジュアルに話し合い繋がる」ことは特に重要であると感じます。社会的立場という鎧を脱ぎ、その方の真実から関わることが、深い繋がり・安心感になるからです。また、入り口がカジュアルな「デスカフェ」は、敬遠されがちな「死」を扱うのに、多くの人を誘う可能性を秘めています。

デスカフェのこれから

　コロナ禍や今後の多死社会で「死」に触れることが増えていく中、一人称・二人称の死に直面する前に「死」について考えておくことは重要です。悲しみを軽減させ、いのちを輝かせるものになりますし、社会的に何が必要なのか深いところから創造する可能性が拡がります。

　今後は、これまで１つの団体や個人で開催してきたものを、デスカ

フェ定義同様、フラットな意識のデスカフェメンバーとゆるやかにつながって活動することで、社会への働きかけができたらと思います。最低限のルールや、それぞれに構築してきたものを共通項などを発信することで参加しやすく、今後開催したい人への情報提供になり、わかりやすく情報が集まる環境を作っていくことも求められると思います。

　困難な中でも、他者との繋がりを感じられ、だれもが願う生き方・逝き方が出来る温かな社会に、デスカフェとそこから共同創造されていくものが貢献出来ると思いますし、それが楽しみです。

「生きる」ことは難しい。だからこそ問い、考え、語る場があってほしい。

グラレコデスカフェ主催　菅野美音

　わたしは現在 東京藝術大学美術学部デザイン科にて芸術と社会とのかかわりを研究・探究している現役の大学生です。大学生でデスカフェに関わっているのはややもすると珍しいかもしれません。そんなわたしが関わり出した理由は、まさに「生きる」ことを問い、考え、語る場—「生きる」ことを対話する場が欲しかった、というところにあります。

　わたしがデスカフェを開いてみた当時、「自分がいまやりたいこととは何なのだろう」「自分の居場所とはどこだろう」「自分の使命とは何なのだろう」…このような問いに対する答えが欲しい、答えを携えて安心して生きたい—そのような渇望がありました。きっと多様な人の考えに触れることでこの不安は晴れるだろう、と思ったために対話の場を作ったのです。

　ところが開催してみてわかったことは決して明快なものではありませんでした。むしろそのような問いに唯一無二の答えなどないということ、

うまく生きることは難しいからこそこのように考え悩み続けるわけなのだということをわたしに感じさせたように思います。そして「死」を考えることが「今どう生きるか」を考えさせ、悩みある今の自分も肯定することができたように思っています。

　「死」というトピックは遠いもの、重いもの、怖いものだというイメージを持つ人は若い世代にも少なくないでしょう。しかしふと「死」とは自分の人生のゴールであると捉えてみると、今自分はどう生きたいのか、これからどう生きるのか—そのように自分をゆさぶる問いを未来から投げかけてくれるものへと変わるのではないでしょうか。
　わたし自身がそうであったように、これからの長い人生を歩んでいく若い世代にとってのデスカフェは「自分がこれからどう生きるか」を考える貴重な機会となるのではないでしょうか。

　デスカフェが"老若男女が「生きる」ことを問い、考え、語る場"として広がっていくことを願っています。

今後のデスカフェ・イベント情報

- https://www.facebook.com/deathcafesummit
- https://twitter.com/deathcafew

　デスカフェウィーク 2020 も無事終わり、アカウント名も「デスカフェサミット（DeathCafeSummit）」にアップグレードしました。今後もデスカフェに関するイベント情報を発信していきます。

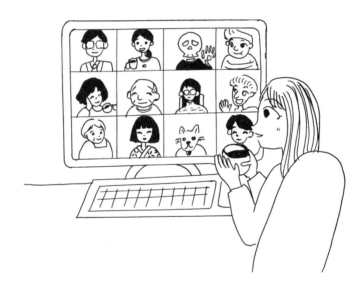

第 6 章

デスカフェと
わたしたちの時代

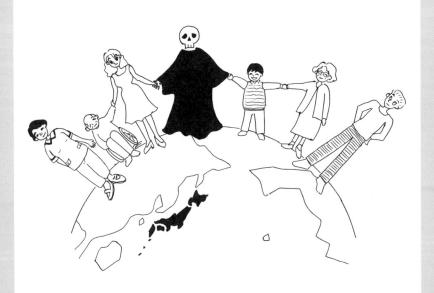

1 ● 死について話したい 4 つの理由
～あるデータ分析から～

桜美林大学老年学総合研究所連携研究員　萩原真由美

　イベントやカフェのような集まりは、行ってみたいと自分から参加する人だけでなく、中には断ると気まずいので誘われて来る人や、上の者から行けと言われて来る人もいます。しかし、デスカフェにそういう参加者はまずいません。初めてなら少々ドキドキしながらも、だれもが自発的にデスカフェのドアを叩きます。友人や知り合いと連れだって来るよりも、一人で参加する方のほうが多く、お互いに初対面で、相手への先入観がない分、自分の素顔でなんでも話せるのがデスカフェのいいところです。

　とはいえ、この数年でデスカフェが増え、なぜ自発的にじわじわと人が集まるようになったのでしょう？　もう 4 年前のことですが、作家の五木康之は「死について考える波が到来している。ハウツー本では片付かなくなった」（2016.8.6『週間ダイヤモンド』）と、社会の変化を指摘していました。きっと"死を語るニーズが増えた"と言いたかったのかもしれません。でも、でも、です。"死を語るニーズ"とは、いったい何を指しているのでしょうか。

　それを解明しようと、デスカフェ参加者 11 人へのインタビューからデータ分析をしたことがあります。これは、中高年を対象に 2017 年 9 月～2018 年 11 月の期間に行われた 2 つのインタビュー調査から、参加動機に関わると思われる部分だけを抜き出し、計量分析を行った結果です。

表1　多く使われていた語句の出現頻度

出現回数	頻出語
100以上	自分
55〜99	人、死ぬ、死、話し、聞く、考える、亡くなる
30〜49	生きる、母、来る、デスカフェ、父
10〜29	一番、病院、仕事、話す、弟、元気、なんか、嫌、全部、カフェ、気持ち、参加、持つ、感じる、入れる、本、主人、家族、結局、先、会う、向こう、子ども、病気、怖い、本当に、違う、見る、全然、意味、最初、歳、終わる、絶対、大学、不安、勉強、お寺、ホスピス、一緒、飲む、看取る、関係、考え、最期、生活、逝く、多い、悲しい、宝石、そうです、家、介護、最後、受ける、書く、身近、体験、知る、目、友達

デスカフェは、"自分ごと"のメメント・モリを探す場所

　抜き出したインタビュー語録の中で、一番多く登場していた単語（語句）は何だと思いますか？　「自分」です。死、親の死、病気etc、そんな単語が一番多いかと何となく考えていましたが、予想外でした。近親者の死から、実際には直接関係ない有名人やニュースで見た死、さらに一般的な死の哲学や観念についてまで、様々な死の話題の合間に、「自分」という言葉が繰り返されているのです。

　一人称の死（自分の死）、二人称の死（大切な人の死）は自分に密着した出来事ですから、「自分」のことを交えて語っていて当然です。しかし、三人称の死（関係ない第三者）が気になる人も、その死から自分だったらと考えたり、自分が生きているこの時代の問題性を感じとっていたり、どこかに自分を投影しながらの対話になるので、「自分」という言葉なしでは話せないのです。このようなことがわかるのが計量分析をしてみる面白さでもあります。

　たとえば、こんなインタビュー語録の中に「自分」が出てきます。「親の最期の医療とケアがあれでよかったのか。聞いてもらいたくて来たのに、結局、最後は自分の死とこれからどう向き合おうか。自分のこ

とのほうが大きな問題になっています」とか、「人の話を聞きながら、自分の心に聞いてみたい」など。中高年へのインタビューだったので、よけい自分ごとの死を考える人が多かったのかもしれませんが、やはり世代に関係なく、デスカフェに来るということは、どこかで「自分ごとのメメント・モリ」を探していると言えるのではないでしょうか。"人の不幸は蜜の味"のような、単なる興味本位の人はいないのがデスカフェなのです。

4 つの動機とは？

　さて、上記の表 1 に出てくる語句の関連を分析してみると、デスカフェに来る動機を推察することができます。分析はコンピュータが行いますが、この結果からデスカフェへの参加動機として抽出されたのが以下の 4 つです。

1. 大切な人の死を消化しきれずにいたから
2. 死について話せる場所を探していたから
3. 人の考えや思いも知りたかったから
4. 死を考えることは、生きることを考えることになるから

　この 4 つから、いまのわたしたちを取り巻く「死にまつわる環境」が見えてくると思いませんか？　ひとつは、何十年も死は医療機関の中に隔離され、死に逝く人を肌で感じる経験が未熟な現代は、親の死や身近な人の死といきなり現実的に向き合うと、受けとめ切れない思いが残ってしまっても不思議ではないということ。これからのわたしたちは、看取りを体験しながら、死を受けとめられるようになっていくのではないでしょうか。デスカフェは人生における看取りの持つ価値を教えてくれることもある場所です。

　また、死について話す場所を探している人や、死の話を聞く機会を求

めている人たちがいて、デスカフェに来ていることがわかりました。た
しかに、家族や友達、知り合いなど、お互いによく知っているほど、世
間話程度にしか、死の話はしにくいもの。それがいまの文明社会で、死
生観を欠いたまま発展してきた社会ゆえに、コロナのような経験知のな
い死には、ただ恐れるか、見ないふり、関係ないふりをするかしか、方
法がなくなってしまうのかもしれません。

　とはいえ、死を少しでも考えてみたことがある人は、死を考えること
は、結局、生きることを考えることだと気づいています。このような
人々のデスカフェ参加動機が上記の4になっているのでしょう。学業
が終われば就職、そしてやがて次のステージへと、ライフステージや将
来プランを考えることは教わってきたけれど、それが死を迎えるその日
まで、生きることだと意識している人は少ないかもしれません。

　明日、1年後、10年後の予定と、「生きる」がつながっていないよう
な気がします。死について考えてみて初めて、働くとか勉強するとか、
頑張るとか頑張らないとかいうより、それらをみんなひっくるめて「生
きる」ことなんだと気が付くことがあります。だれかが言葉で教えてく
れるわけではないのに、不思議とそれを教えてくれるのがデスカフェで
す。

　もし少しでもデスカフェに興味があるとしたら、そのあなたの動機と
は、上記4つの中に1つでも共通するものがあるでしょうか？

2 ● わたしたちの時代の死と看取りのデータ

社会福祉法人中央福祉会 法人本部看護師長 兼 特別養護老人ホーム三思園

看護主任　**髙橋進一**

多死社会がもたらすものとは

　今、わたしたちはこれまでに、経験したことのない多死社会に直面しており、ピークを迎えるのは、2038 年、総死亡者数 170 万人と推定されています（2017 年第一生命　小谷みどり）。

　爆発的かつ急速に増え続けている高齢者と 6 年後には 700 万人と予想される認知症患者を病院に押し付け、「死」と向き合うものと決めつけていたことが、そうできなくなってきています。

　しかし、医療への依存は根強く、例えば、第 3 次医療（手術等を行う最先端の治療を行う病院）の救急センターの悲鳴は、風邪の流行シーズンになると「37.5℃の熱があるのですが、受診した方が良いでしょうか？」などと有料老人ホーム等からの問い合わせが多くなり、本来の高度医療を提供する病院機能からかけ離れてしまう時があり、特に、緊張感を持ち待機している若手医師からどうにかしてほしいとの声が上がるそうです。

　あるいは、看取り希望をされていても、いざその場面になると、あえぎ苦しそうな呼吸に耐えられず、家族が揺らぎ「やはり、病院に救急搬送してください」と言うことも珍しくありません。いつの間にか、救急病院は、健康保険の効くお手軽で、安心出来る、よろず相談所と化しています。

　これを改め、昔と同じように地域で受け入れ、地域で看取らなければならない現実が、すぐそこまで迫っています。

病院で看取りができて、施設はなぜできないのか、
いや、なぜやらないのか

　後頁の［DATA1］に見るように、まだ看取りを実践している特養が一部にとどまっているなか、当施設では2015年4月から看取りケアを始めました。それ以前は、本人も家族も選択の余地がなく、健康状態が損なわれると入院となり、入院が3ヶ月以上の長期に渡ると退所となっていました。看取り期は病院で死を迎える。これがスタンダードでした。

　当園では、2015年4月から看取りケアに取り組んでから、看取り率は、ほぼ100％を占めています。100％だから、青森県1位、いや全国1位とも言えます。しかし、2015年当初を振り返ると、残念なことに看取りの同意方法は、本人の意向よりも、家族の意向が重視されていました。

　その背景には、厚労省が打ち出した2015年から特養の重点化として、入所条件を要介護区分3以上としたことがあります。これは、入所時点で本人の意向を聞けていない、あるいは、本人が示すことができないことを意味しています。高度の認知症で判断が難しい、脳卒中による言語障害、遷延性意識障害（植物状態）等があり意向確認が難しいのです。

　しかも入所者の平均年齢は85歳前後、要介護区分平均4.3〜4.5、特養入所期間の平均は4年[1]で終の住処となっています。特養はまさに、生、老、病、死（四苦）と向き合う生活の場です。

　施設の経営からすれば、看取りケアをすれば看取り加算が得られる。入院をせず最期までいられることは、空床がなくなり減算を防ぐことが出来る。増収に繋がる方程式が成り立ちます。地域包括ケアシステムの

※1　厚生労働省：社保審−介護給付分科会第143回参考資料2　H29.7.19より

名のもと、国も加算の上乗せをしています。病院での看取りを減らし、施設の看取りは、医療費の削減にもなります。

　一方現場では、看取り加算の条件を満たすには、入所の時点で、あらかじめ緊急時の本人の意向確認を文書で交わしておくことが看取り加算条件の1つになっています。つまり、入所時点で迅速に、本人・家族には人生の最終段階の医療・ケアのあり方をあらかじめ決めなければならないという試練が生じます。それは、病院から施設への移住（入所）は、死ぬために入所する覚悟を決め、迷いを断ち切らないと入所できないということにもなります。しかし、家族や親族にも、家で一緒に暮らすことができず、親を見捨ててしまったという自責の念に包まれる人から、経済的に負担の少ない施設の選択を優先し、入れてしまえばなんとかなると先を見通すことなど考えてもいない人までが交錯する中で、ポジティヴに死について話すことなどできない場合がほとんどです。そうして、いよいよ最終段階になって看取り同意書を作成しますが、親の命について本人ではなく、家族が決めなければならいケースがほとんどです。迷う家族は当然います。

　これらからは、本人が判断出来るうちに、家族と話し合って決めた、本人の事前指示書が重要なのです。それには、やはり縁起でもない「死」について、話せる社会になるための仕掛けが必要です。その場で家族や高齢者をサポートする立場のわたしたち専門職は、以下にあげるようなデータをしっかりと把握しておくことも大切です。

　また、災害は、災害が発生してからでは、間に合いません。自治体よりも地域の力で、地域のために、生命と財産を守ることが古来よりの基本です。地域に密着したケアと多角的な視点での医療とケアのよりよい連携で、地域がその力を高めていくためにも、「死」と「生」を地域で語るきっかけの場「デスカフェ」が必要になってきていると思います。

DATA1 特養における看取りの現状

対象：青森県内特養116施設に配布、回答率：73.3％
85施設が回答

看取り率	実施施設数	割　合
100％	13	15.7％
80〜90％	14	16.9％
60〜79％	19	22.9％
40〜59％	8	9.6％
20〜39％	9	10.8％
1〜19％	4	4.8％
0％	16	19.3％

「青森県域の施設の現状からみえる医療連携の実態調査報告」2017年度（平成29年度）青森県内の特養への看取りアンケート調査：青森県立中央病院　緩和ケアセンター　主任看護師　山下慈らによる。2019年7月6日（土）14：00〜16：30　青森県民福祉プラザにて　在宅医療・介護連携に関する研修会「穏やかな最期のために」で発表

　看取りを80％以上積極的行っている特養は、全体の32.6％に過ぎず、看取りケアを行うハードルの高さが伺える数字です。

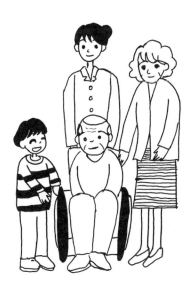

DATA 2　終末期の介護系職員が看取りで難しいと感じること

2018年1〜3月の2ヶ月半で特養、老健の15施設に訪問インタビュー
「終末期の介護系職員に看取り介護に関しての30時間以上のインタビュー
調査を実施」
青森県立中央病院　緩和センター　主任看護師　山下慈らによる
(調査で県内を車で走らせた延べ走行距離が1,500kmに達したとのこと)。
2019年7月6日(土)14：00〜16：30　青森県民福祉プラザにて
在宅医療・介護連携に関する研修会「穏やかな最期のために」で発表

　その他の要因として、施設の嘱託医師(配置医師)との関係性の
満足度が看取り率に有意差があると報告しています。

※以下、多い順

①夜間に看護師がいない

②介護職の看取りへの不安感や恐怖感

③夜間の対応が困難

④看取るまでの流れがわからない

⑤家族が求める医療が提供できない

⑥家族への終末期の状態を説明するのがむずかしい　　　等々

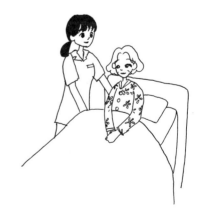

DATA 3　人生の最終段階における医療に関する意識調査

その様々な人生の最終段階の状況を次の 3 通りに分け希望を聞いています。

ケース①末期がんで、食事や呼吸が不自由であるが、痛みはなく意識判断力は健康な時と同様の場合

ケース②重度の心臓病で、身の回りの手助けが必要であるが、意識や判断力は健康な時と同様の場合

ケース③認知症が進行し、身の回りの手助けが必要で、かなり衰弱が進んできた場合

一般国民における「人生の最終段階において、医療・療養を受けたい場所」についてのまとめ

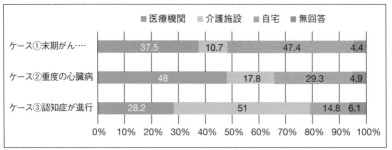

一般国民における「人生の最終段階において、医療・療養を受けたい場所」についてのまとめ

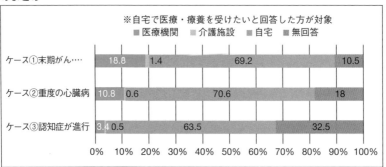

「人生の最終段階における医療に関する意識調査報告書」2018 年 3 月（平成 29 年度）：厚生労働省

　全体的には、病気の状況によって、苦痛を伴いやすい、がんと心臓は、病院派と自宅派に分かれます。認知症は、家族に迷惑をかけ

たくないとの思いから、介護施設が 51％となっています。病院よりも、自宅を希望する群では、病気に左右されることなく、自宅を希望されています。

DATA 4　人生の最終段階における医療について話し合ったことのない理由

（複数回答可）

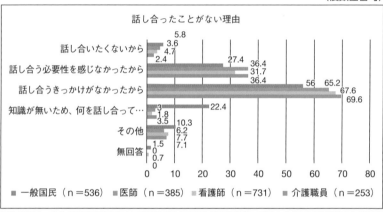

話し合ったことがない理由

■ 一般国民（n＝536）■ 医師（n＝385）■ 看護師（n＝731）■ 介護職員（n＝253）

厚生労働省：人生の最終段階における医療に関する意識調査報告書　H30.3 人生の最終段階における医療の普及・啓発の在り方に関する検討会より

　理由は、「話し合うきっかけがなかったから」が最も多く示されていました。一般国民では、56％、医師 65.2％看護師 67.6％、介護職員 36.6％となっています。話し合うきっかけがあれば、話し合うことが出来ることが示唆されています。さらに、その時期があるとすれば、いつ頃が良い年齢ですか。この質問に対して、年齢には関係ないと 30〜45.7％が考えています。

DATA 5　終末医療の選択と QOL

　看取りケアを行い感じることは、高齢者とって、高度医療よりも本人の望む生活、QOL を追求することが大切だということです。人生の最終段階の高齢者にとって、点滴・酸素でさえも、体に負担や苦痛を与えてしまうことが分かってきました。

　もし仮に、一縷の望みをかけ、積極的な治療を受けたとしても、ほとんどが、本人の価値観、死生観など自分の大切にしたいこと等が、治療の優先により奪われてしまうことが予想されます。その典型的な報告があります。

高齢者の 75％は最後の 6 ヶ月で救急外来を受診する。
その患者の半数以上が、事前指示がない。
しかし、生存の結果、本人は**死よりも悪い可能性**（"worse than death"）を認識する。

また、2008-2015 年救急外来で気管挿管された 65 歳以上の高齢者 417 病院 41,463 例の後ろ向きコホート研究では、高齢者の 3 人に 1 人は挿管後に病院で死亡する。挿管後の平均予後（TTD）は 3 日（年齢と併存疾患に関連する）。つまり、**33％が入院中に死亡、家に帰れたのは 24％**。生存者の 80％以上が介護施設や療養型病院に移動。生存期間の中央値は 164 日（半年未満）。

「急性呼吸器不全の重症高齢者に対して気管挿管するか？　救急外来でどのように話をするか？」Rapid Code Status Conversation Guide：麻生飯塚病院　連携医療・緩和ケア科　石上雄一郎ら　FB：在宅医療カレッジ　佐々木淳　より

　高齢者施設入所者の生命予後の改善目的（延命治療）での、無益な救急搬送を避けるべきことが言えます。これにより、高度な医療を担う第 3 次医療をもっと効果的に機能させるばかりではなく、短期間でありながらも、本人の望む生活（QOL）を送れる可能性が高くなります。

3 ● ［特別寄稿］死の考現学と看取りのドゥーラ

日本医療大学保健医療学部 教授　林美枝子

死生観は「暗黙知」

　わたしの専門である文化人類学は、考古学とは異なり、考現学ですか
ら、今・ここで起こっていることや、目の前にいる人間に深い興味を持
ちます。この学問では、動物でしかないヒトがしつけや教育だけではな
く、無意識のうちに内面化した「暗黙知」によって人間になると考えて
います。つまりその人らしさには、暗黙知も含まれているのです。

　さて、ヒトという動物は幼少期が長く、発情期が明確に特定されてい
ません。性行為を生殖行為以外にも活用し、必ずしも次世代を生み育て
て人生が終わるわけではなく、病み、老いながらも命が尽きるまで生き
ねばなりません。つまり、人間とは、養育や看護、介護のように他者か
らのケアを必要とする時期が多い、極めて弱い動物なのです。そして弱
者戦略として、わたしたちは群れ、コミュニケーションによって、その
単なる群れを社会へと構築してきました。わたしたちが孤独死を恐れ、
家族や親密な者の看取りを受けながら逝きたいと感じていることは、ご
く自然のことなのかもしれません。

　どんな社会的集団であれ、その成員である個体は生物ですから、そこ
には命の入れ替え、つまりは新陳代謝が起こります。目の当たりにする
生や死、病むことや老いからいずれの社会にも何らかの死生観が、暗黙
知のひとつとして自然に灯ることになります。宗教や死生観教育がその
受け皿となって、それを耕し、顕現させ、死を見事に生きている社会も
あるのでしょうが、日本には、灯った死への暗黙知を耕し、鍛える場が
久しくなかったのです。

　ところが今、敢えて死を語る場であるデスカフェの試みが始まってい

ます。スイスで生まれ、イギリスがその普及に貢献したと言われている
デスカフェをめぐる日本の現状は、他の国に比べて例外的な経緯をた
どっているわけではありません。

　例えば、推理作家アンソニー・ホロヴィッツ氏は、そのベストセラー
となった作品の中で葬儀社を営む登場人物にこんなセリフを言わせてい
ます。

　「わが国では、死について語ることにひどくためらいがあります。ス
イスで生まれた"死のカフェ"のように、お茶とケーキを楽しみながら
死について語り合う習慣を、わが国でももっと取り入れるべきだと、わ
たしはいつも言っているのですよ。」
(アンソニー・ホロヴィッツ 山田蘭訳『メインテーマは殺人』東京創元社 2019:95)

　舞台はイギリスのロンドンで、発刊は 2017 年ですが、作中の時間
設定は 2011 年頃です。つまり、現在デスカフェ先進国であるイギリ
スにとっても、つい 10 年ほど前までは、日本と同様に死を語ることに
ためらいがあり、死を語る場が希求されていたことが分かります。日本
もまさに同様の経過を、今後、辿ることが予想されます。団塊世代がす
べて後期高齢者となる 2025 年問題や、多死社会への進行を受けて、
むしろイギリスよりも加速度的にデスカフェの普及が進むかもしれませ
ん。

　第二次世界大戦直後の日本人の平均寿命は男女ともに 50 歳代でした
が、今や 80 歳代となり、日本人はほぼ一世代分の人生を長く生きるよ
うになりました。もちろん長寿になったからといって若返るわけではあ
りませんから、わたしたちが経験するのは老いた時間の延長であり、死
と向き合わざるをえない長い時間が与えられるようになったのです。そ
のため、死を自覚的に意味づけよう、死から何かを学ぼうとする活動が
様々な形で始まりましたが、草の根の多様な主催者によるデスカフェの
試みは、まさにそのうちの特筆すべきひとつです。

看取り力のある地域づくりと看取りのドゥーラ

　2012 年の在宅療養元年、2014 年の法整備を経て、日本では法的根拠を持つ医療と介護の一括化が進行し、住み慣れた地域で自分らしく最期を迎える地域完結型社会づくりが現在行われていますが、これは看取り力のある地域づくりを意味しています。ところが、医療や介護資源をネットワーク化するだけでは、例えば在宅看取りの万全な受け皿とはならないのです。定期巡回の医療専門家が支えてくれるのは多くても日に 1 回、介護もたとえ 24 時間対応であっても数時間置きでしかなく、まさに点で支えるケアがそこにはあるだけなのです。線や面のケアで、終末期の患者やその家族を支えるシステムではありません。そのため、24 時間の付き添いを必要とする臨死期には、介護家族は寝食を忘れて孤独な看取り介護に集中することになります。

　臨死期の患者とその家族を包括的に支える担い手として、アメリカやカナダ、イギリスなどで急速に普及しているのが死のドゥーラ、あるいは看取りのドゥーラです。

　2003 年にニューヨークに登場した最初の養成プログラムは、ソーシャルワーカーであるヘンリー・フェルスコ - ウェイズ氏が、助産のドゥーラのプログラムを応用して作成したものでした。ドゥーラとは寄り添い人、付き添う者といった意味です。医学的、身体的な介入をするわけではないので、医療や介護の知識や経験のない一般の人々が、数日間の講座を受けて看取りのドゥーラとなり、地域住民の臨死期のケアに参加するのです。すでににその科学的根拠がいくつもの研究で示されていた助産のドゥーラを目の当たりにしたヘンリー氏が、人が生まれてくる過程と人が死に逝く過程のケアはリバーシブルな相似形であると気が付いたその瞬間から、この壮大な試みは始まりました。2019 年時点でのヘンリー氏へのインタビュー調査では、アメリカでは全米の 7000 のホスピスでドゥーラサポートが選択可能となる準備が始まっており、

例えば刑務所のように、あるいは退役軍人のコミュニティのように、互いに看取りケアへの備えをしなければならない場にも看取りのドゥーラのプログラムが導入されていると語っていました。氏とその賛同者によって、国際的な協会 INELDA が設立されたのは 2015 年で、現在は、そのサイトでドゥーラを求めている人が自らの住所を入力すると近隣で活動しているドゥーラたちの連絡先が示されるようになっています。臨死期は、複数のドゥーラがシフトを組んで 24 時間体制で支えるため、近隣に複数のドゥーラがいる地域のことを、ドゥーラ・コミュニティと呼んでいることもこの時の調査で分かりました。

　医療関係者でも、介護の関係者でもない、一般住民のボランティアが他者の死をケアする場、まさに看取り力のある地域社会がそこには出現していたのです。

デスカフェと看取りのドゥーラとの親和性

　日本では看取りのドゥーラという言葉やその活動の紹介が 2015 年に『訪問看護と介護』20 巻 9 号の特別記事でなされ、これを研究のテーマとした論文も書かれ始めていますが、まだ一般的にはほとんど知られていません。プログラム創始者ヘンリー氏の著作すら翻訳されていないのです。残念ながら、他者の看取りの場に医療・介護の専門家でも家族・親族でもない者が寄り添うことへの違和感を、現時点では多くの人が感じているからかもしれません。その証拠に、看取りのドゥーラプログラムへの期待や、その日本への導入を講演などで語っても、これまではあまり興味や関心を得ることはありませんでした。

　ところが、誰がそれを担えるのか、蒔かれた死生観を耕す場はどこにあるのか。そんな疑問へのひとつの答えに出会わせてくれたのがデスカフェでした。デスカフェは何かを教示する場でも、一方的に何かを学習する場でもなく、死について語りたい人たち、死についての語りに耳を

傾けたい人たちが集う場です。リピーターが多く、彼らは交流を重ね、新たな縁づくりを模索しています。

話を最初にもどしましょう。わたしたちが死を恐れ、孤独死を恐れている理由は、まずは、死生観が脆弱で、死の受容への備えが出来ていないからであり、次には、ケアを受けることの連鎖であると言っても過言ではない人生にとって、臨死期にのみ、最期に他者から受けるケアのピースが不完全なまま放置されている社会を生きているからなのです。

2人にひとりが在宅死を望んでいるのに、結局は10人にひとり程度しかその望みをかなえることができない社会は、死にたい場所と実際に死ぬ場所が乖離している不全な社会です。あるいは最後まで患者として病床で死ぬという選択肢しか現実には手元にないとするなら、死の質を問われたときに、日本はドゥーラ・コミュニティを実現している社会との比較において劣位に甘んじるしかありません。看取りのドゥーラの日本への導入を夢見ている身としては、デスカフェと看取りのドゥーラの親和性は非常に高いと強く感じています。看取りのドゥーラ人材の種が、デスカフェには芽吹く余地が溢れているからです。

さて、暗黙知として、長くわたしたちの意識下に鳴りを潜めていた日本人の死生観が、語りの場を得たことで、次第に顕現していくプロセスの入り口に、今わたしたちは立ち会っています。多様なデスカフェの対話の中から、わたしたちは、わたしたちの考現学としての死生観をみなで紡いでいくことになるのかもしれません。

草創期のデスカフェに取り組み、その普及に果敢に取り組み始めた人たちに、心からのエールを送ります。

【参考記事】

東洋経済オンライン」2020 年 7 月 25 日掲載

「死を語るカフェ」に吸い寄せられる人々の事情
全国に広がる「デスカフェ」のネットワーク

著者（ゆきどっぐ）

　コロナ禍の影響で様々なイベントが中止・延期となる中、あるイベントに人々が吸い寄せられている。死についてカジュアルに語る「デスカフェ」というイベントだ。

　思わずギョッとしてしまう名称。その実態は「死」を考えたい人なら誰でも参加出来る話し合いの場だ。死別経験の有無は関係ない。

　6 月 27 日にオンラインで開催されたデスカフェに筆者も参加してみた。この日の参加者は 6 名だった。

死についてカジュアルに語るイベントの実態

　Web 会議サービス「Zoom」の画面上で初めて会った相手と、およそ 2 時間「死」について語る。冒頭、主催者から「まずは黙想しましょう」と声を掛けられ、目を閉じた。

　守らなければならないルールは 3 つだけ。「一人ひとりが自分の考えを表現できる場を作る」「特定の結論を出そうとしない」「カウンセリングや悩み相談にならない」。

　「死について話す」以外にテーマはない。プライバシーに配慮してハンドルネームを使用出来る。「Zoom」の音声マイクを切り替えて、一度に話すのは 1 人だけ。沈黙の時間も大切だ。

　少しの沈黙の後、参加者の発言を機に「死」に付随する話題が流れ始める。終了後は、不思議とすっきりとした気持ちになった。

　「デスカフェは毎回、自分の心模様に変化があって面白い」——。そう感想を語ってくれたのは、今回が 3 回目の参加となる H さん（55 歳）だ。

　参加したいと思ったきっかけは、自身のがん体験だった。14年前に乳がんを発病。治療を続けて一度は落ち着いたものの、5年前に再発した。

　「再発・進行がんは多くの場合、治らず、治療はエンドレス。再発がわかった時は、死への恐怖からずっと泣いていたし、当初は『明日にも死ぬのではないか』と思っていた」。

　死について考える日々だったからこそ、「語りたい」と思ったHさん。けれど、家族に話せば「縁起でもない」と言われ、相手に余計な心配や不安を与える。がんの患者会ではタブーの話題だった。

　「死についてカジュアルに語る」がコンセプトであるデスカフェは、相手の死の恐怖に共感しつつも、意見を肯定も否定もしない自由な語り場だ。

　「病気を伝えた時の相手の反応がいちばん気になっていた。参加者から『病気には驚いたけど、嫌な気持ちにはならない』と言われたことが救いになった」（Hさん）。

　話すことで気持ちが落ち着き、考えが整理されていく。参加者が話すさまざまな「死に関する体験」によって、自分自身の経験が相対化されていくのも感慨深かった。

　そんなHさんが参加し続けてたどり着いた答えは、「死ぬことは生きること」。みんな、いつかは死ぬ。だからこそ、この瞬間の時間を大切にしていきたいと思った。

　「いつか、緩和ケア病棟やホスピスに移るとしても、出来ることは日々を精いっぱいに生きて、死んでいくことだけだ。だから、今を大事にしたい。残りの人生を、つらい気持ちを抱えた人に寄り添って生きようとあらためて思った」（Hさん）

　がん患者さんの治療や生活を支える制度、社会資源などに関する相談や紹介の活動を行っているHさん。人から「ありがとう」と言われると、

自分の存在した意義を感じるという。

コロナ禍でオンライン開催に移行

　デスカフェにはさまざまな人が参加する。死について考えたい人、関係性の深い相手が亡くなった人、死に直面している人……。家族や友人とは話しにくいテーマ性から、参加者同士の心の距離はぐっと近づく。

> 「死を自分の問題として考えられない人がいても、そりゃそうだよねと思う。違う考えの人がいても、気にならない」（Hさん）

　デスカフェはコロナ禍を受けて、リアルからオンラインへと場を移している。「オンラインは相手の共感などの空気感がわかりにくくて少し寂しいけれど、遠方の人と語り合えたのはよかった」と、Hさんは語る。
　今回筆者が参加したデスカフェの主催者の一人、看護師の蒔田あゆみさんは、リアルとオンラインの両方でデスカフェを開催した経験を持つ。「デスカフェの魅力は死を経験して傷ついた人も参加でき、自然と話せること」と話す。
　リアル開催もオンライン開催も、内容の質に大きな違いはない。オンラインだと、心身ともにリラックスできる自宅などから参加でき、遠方の人ともつながれるのが利点だ。
　ただ、肌で感じられる余韻などの体感はどうしても薄まる。だから、話しやすさに配慮して、ファシリテーターを含めて最大6人程度になるよう、ブレイクアウトルーム（小さなグループに分ける機能）を使用した。
　タレントの志村けんさんが新型コロナウイルス感染症に伴う肺炎で亡くなり、感染防止のために家族を看取れない恐怖や、身近な人の死を追体験することも少なくない。蒔田さんはほかの団体から「デスカフェを開催したいので一緒に開催してほしい」と声をかけられ、需要を感じているという。

全世界に広がりを見せるデスカフェ

デスカフェは、1999年にスイスの社会学者ベルナルド・クレッタズ氏が妻の死をきっかけに始めた「café mortel（カフェモーテル）」が起源。その後、2011年にイギリスの社会起業家ジョン・アンダーウッド氏が取り組みを整理し、さまざまな人が開催しやすいように「デスカフェドットコム」というコミュニティサイトを設立した。

これを機に取り組みは世界中に広まり、現在は70カ国で1万件以上のデスカフェが開催されている。

日本では、世界的な潮流とは別の形で、2010年ごろにデスカフェと同じような集まりが誕生。その後、2014年ごろからアンダーウッド氏のデスカフェガイドラインを参考に、国内各地で開催が広がった。

現在、死とはどういうものか語る「哲学系」、死別などで大切な人を失った心に寄り添う「グリーフケア系」、弔辞作りなどワークショップを通して死を考える「ワーク系」など、さまざまなデスカフェに発展を遂げ、全国20カ所以上で開催されている。

デスカフェについて研究を続ける京都女子大学家政学部助教の吉川直人さんは、デスカフェのカジュアルで参加しやすい点にニーズがあると分析する。

「関係性の深い相手とは話しにくい、死というテーマ。さらにはコロナ禍をきっかけに、死について否応なく考えなければならない状態になった。その結果、オンライン形態も含めてのデスカフェの必要性が増すと考えられる」

9月には全国のデスカフェ主催者が集う初のサミット「Death CafeWeek2020」がオンラインで開催される予定だ。

死は誰もが経験するものの、経験者から話を聞くことができない唯一の出来事。高齢化が進む日本では今後、亡くなる人が多くなる一方で、人口が少なくなっていく「多死社会」を迎える。看取りや葬儀の変化、残された者のケア、心構えなどで課題が増えていく中、デスカフェの重要性は増していくだろう。

デスカフェ開催者の選んだ死を考えるための本 50 冊

あずみきし ●「死役所」新潮社、2014

アトゥール・ガワンデ ●「死すべき定め―死にゆく人に何ができるか」みすず書房、2016

雨宮処凛 ●「自殺のコスト」太田出版、2002

石井光太 ●「遺体―震災、津波の果てに」新潮文庫、2014

池田晶子 ●「死とは何か さて死んだのは誰なのか」毎日新聞社、2009

入江杏 ●「悲しみを生きる力に―被害者遺族からあなたへ」岩波ジュニア新書、2013

ヴァンサン・アンベール ●「僕に死ぬ権利をください」NHK 出版、2004

ヴィクトール・フランクル ●「夜と霧――ドイツ強制収容所の体験記録」みすず書房、1985

上野千鶴子 ●「おひとりさまの老後」文藝春秋、2011

エベン・アレグザンダー ●「プルーフ・オブ・ヘブン 脳神経外科医が見た死後の世界」早川書房、2018

エリザベス・キューブラー・ロス ●「死ぬ瞬間 死とその過程について」中央公論新社、2001

大塚敦子 ●「さよなら エルマおばあさん」小学館、2000

奥野修司 ●「看取り先生の遺言 2000 人以上を看取った、がん専門医の「往生伝」文春文庫、2016

押川真喜子 ●「在宅で死ぬということ」文藝春秋、2003

カール・ベッカー ●「愛する者の死とどう向き合うか」晃洋書房、2009

勝呂信静 ●「ものがたり法華経」山喜房佛書林、1998

金子哲雄 ●「僕の死に方 エンディングダイアリー 500 日」小学館、2012

河合隼雄、河合俊雄（編） ●「生と死の接点〈心理療法コレクションⅢ〉」岩波現代文庫、2009

岸本英夫 ●「死を見つめる心」講談社、1973

小島美羽 ●「時が止まった部屋：遺品整理人がミニチュアで伝える孤独死のはなし」原書房、2019

小堀鷗一郎 ●「死を生きた人びと――訪問診療医と 355 人の患者」みすず書房、2018

坂口幸弘 ●「悲嘆学入門―死別の悲しみを学ぶ」昭和堂、2010

佐々涼子 ●「エンド・オブ・ライフ」集英社インターナショナル、2020

佐藤伸彦 ●「ナラティブホームの物語」医学書院、2015

シェル・シルヴァスタイン 作　村上春樹 訳 ●「おおきな木」あすなろ書房、2010

J・ハリファックス ●「死にゆく人と共にあること：マインドフルネスによる終末

期ケア」春秋社、2015

清水加奈子 ●「死別後シンドローム―大切な人を亡くしたあとの心と体の病い」時事通信社、2020

清水研 ●「もしも一年後、この世にいないとしたら」文響社、2019

釈徹宗 ●「死では終わらない物語について書こうと思う」文藝春秋、2015

城山三郎 ●「そうか、もう君はいないのか」新潮文庫、2010

スティーヴン・ホーキング ●「ビッグ・クエスチョン〈人類の難問〉に答えよう」NHK 出版、2019

セーレン・キルケゴール ●「死に至る病」岩波書店、1957

手塚治虫 ●「火の鳥」朝日新聞出版、2013

デビッド・A・シンクレア ●「ライフスパン老いなき世界」東洋経済新報社、2020

徳永進 ●「私だって看取れる」ベストセラーズ、2013

樋野興夫 ●「明日この世を去るとしても、今日の花に水をあげなさい」幻冬舎、2015

林 美枝子 ●「介護人類学事始め―生老病死をめぐる考現学」明石書店、2020

広井良典 ●「ケア学―越境するケアへ（シリーズ ケアをひらく）」医学書院、2000

藤原新也 ●「メメント・モリ」朝日新聞出版、2018

ヘンリー・スコット・ホランド ●「さよならのあとで」夏葉社、2012

宮下洋一 ●「安楽死を遂げるまで」小学館、2017

宮沢賢治 ●「新編 銀河鉄道の夜」新潮文庫、1989

茂木健一郎・南直哉 ●「人は死ぬから生きられる　脳科学者と禅僧の問答」新潮新書、2009

范毅舜 ●「丘の上の修道院 ル・コルビュジエ最後の風景」六耀社、2013

柳田邦男 ●「犠牲（サクリファイス）わが息子・脳死の 11 日」文春文庫、2001

湯本香樹実／作酒井駒子／絵 ●「くまとやまねこ」河出書房新社、2008

ヨシタケシンスケ ●「このあと どうしちゃおう」ブロンズ新社、2016

渡邊洋次郎 ●「下手くそやけどなんとか生きてるねん。：薬物・アルコール依存症からのリカバリー」現代書館、2019

Bernard Crettaz ●「Cafés mortels 」Labor Et Fides, 2010

Jack Fong ●「The Death Cafe Movement: Exploring the Horizons of Mortality」Cham, Switzerland Palgrave Macmillan, 2018

※デスカフェ参考論文

萩原真由美，柴田博，芳賀博，藤井圭，長田久雄：自発的な「死」の語り合いがもつ意味：デスカフェ参加者の人生観と死生観を通して，応用老年学 13（1），2019，54-65

吉川直人，萩原真由美：国内デスカフェの発展過程とコミュニティとしての可能性 京都女子大学生活福祉学科紀要（16），2021，75-81

終わりに

　デスカフェに関わるようになったのは、2018年からです。デスカフェの多様性に魅力と可能性を感じて、全国のデスカフェのフィールドワークを始め、死についての対話を求める人にデスカフェが届くことを願って本書を企画・執筆しました。

　多死社会に向かう流れは止まりません。死について語るハードルを下げ、対話、癒し、学び、教育、コミュニティ等、様々な機能を内包しているデスカフェは、今後ますます必要性を増して広まっていくことでしょう。国内における多様な形態について本書でご紹介しました。デスポジティブムーブメントとして、対話の場として、多死社会に生きる私たちのツールとして、デスカフェが必要な人に届くことを願ってやみません。

　本書の出版の機会を与えていただいた株式会社クオリティケア代表の鴻森和明様。執筆、編集、構成において多大なお力をいただきました桜美林大学老年学総合研究所連携研究員の萩原真由美様、執筆に加わってくださいましたデスカフェ主催者の皆様に感謝申し上げます。

2021年4月
吉川直人

執筆代表プロフィール

吉川直人　京都女子大学家政学部生活福祉学科 助教
（よしかわなおと）　介護福祉士・社会福祉士・精神保健福祉士

1981 年　東京都西東京市生まれ

2011 年から 2017 年まで、高齢者福祉施設にて臨床実務に従事

2013 年 4 月　日本福祉大学大学院 社会福祉学研究科社会福祉学専攻 修士課程入学

2015 年 3 月　修了

2017 年 4 月〜2019 年 3 月　青森中央短期大学 幼児保育学科専攻科福祉専攻 助教

2019 年 4 月〜京都女子大学 家政学部生活福祉学科 助教（現職）

専門　社会福祉学・介護福祉学

　2018 年に青森で初となるデスカフェの立ち上げに関わり、2019 年より全国のデスカフェのフィールドワークを開始。国内のデスカフェの特徴である多様性に着目し、更なる発展とネットワークの構築のため、2020 年 9 月にデスカフェサミットを企画開催した。

主要著作

・国内のデスカフェの現状と可能性：多死社会を支えるつながりの場の構築
　京都女子大学生活福祉学科紀要（15），2020，39-34
・介護福祉士国家試験模擬問題集 2021（分担執筆）　中央法規出版

※本書は、京都女子大学出版経費一部助成を受けている。

デスカフェ・ガイド
～「場」と「人」と「可能性」～

定価：2,420 円（本体 2,200 円＋税 10％）

2021 年 5 月 10 日　第 1 版第 1 刷発行 ©

執筆代表・企画　吉川直人

執筆・編集　　　萩原真由美

発行　　　　　　株式会社クオリティケア

代表取締役　　　鴻森和明

〒 176-0005 東京都練馬区旭丘 1-33-10

TEL & FAX　03-3953-0413

e-mail：qca0404@nifty.com

URL：http://www.quality-care.jp/

ISBN 978-4-904363-90-4

C3047　￥2200E